AF493654

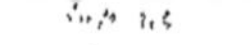

ÉTUDES ÉCONOMIQUES ET SOCIALES
Publiées avec le concours du Collège libre des Sciences sociales

II

Mysticisme et Folie

(Etude de Psychologie normale et pathologique comparées)

PAR

Le Dr A. MARIE
MÉDECIN EN CHEF DES ASILES DE LA SEINE
PROFESSEUR AU COLLÈGE LIBRE DES SCIENCES SOCIALES

Avec préface de M. le Dr H. THULIÉ, directeur de l'Ecole d'anthropologie.

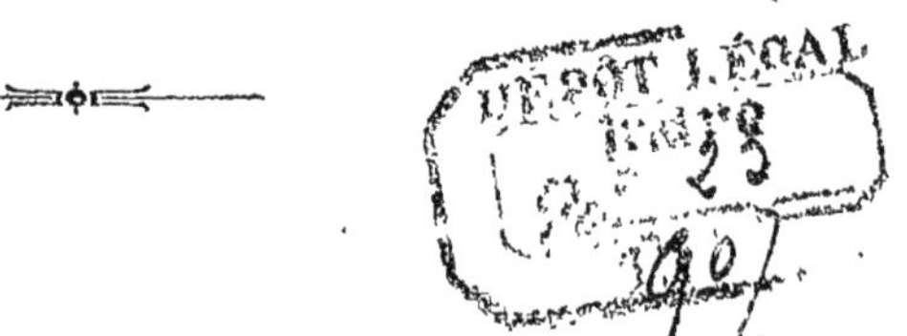

PARIS
V. GIARD & E. BRIÈRE
Libraires-Editeurs
16, RUE SOUFFLOT, 16

1907

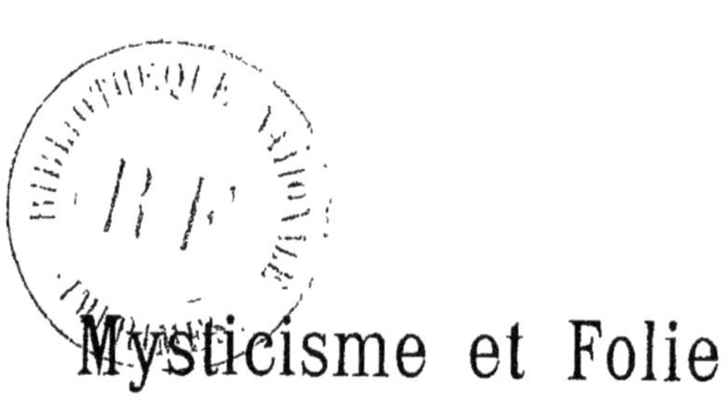

Mysticisme et Folie

8° R

T*

ETUDES ECONOMIQUES ET SOCIALES
Publiées avec le concours du Collège libre des Sciences sociales

II

Mysticisme et Folie

BIBLIOTHÈQUE NATIONALE RF IMPRIMÉS

(Etude de Psychologie normale et pathologique comparées)

PAR

Le Dr A. MARIE
MÉDECIN EN CHEF DES ASILES DE LA SEINE
PROFESSEUR AU COLLÈGE LIBRE DES SCIENCES SOCIALES

Avec préface de M. le Dr H. THULIÉ, directeur de l'Ecole d'anthropologie.

PARIS
V. GIARD & E. BRIÈRE
Libraires-Éditeurs
16, RUE SOUFFLOT, 16

1907

PRÉFACE

> La science procède d'un esprit de tolérance, fondé sur la liberté de la pensée et sur la connaissance exacte des lois naturelles.
>
> La théologie déduit, *a priori*, ses conclusions de dogmes imaginaires, révélés par l'inspiration divine, pure scholastique, vide de toute réalité et vouée sans relâche aux affirmations absurdes et aux hérésies.
>
> La science impose ses directions dans tous les ordres, industriel, politique, militaire, éducateur et surtout moral, en s'appuyant exclusivement sur les lois naturelles, constatées *a posteriori* par les observations et les expérimentations des savants de tout genre : physiciens et mécaniciens, aussi bien qu'historiens et économistes, chimistes, médecins et naturalistes, aussi bien que psychologues et sociologues.
>
> M. BERTHELOT.

L'érudition et la haute raison tendent de plus en plus à la démonstration de ce qu'est en réalité le mysticisme. Ce mouvement de sincère recherche et de courageuse explication s'accentue aujourd'hui au grand profit de notre paix sociale ; les événements derniers, les luttes enfiévrées pour soutenir des croyances dont le point de départ remonte aux âges primitifs, conservées par la tradition et successivement transformées et quelquefois transfigurées selon les besoins des différentes religions, démontrent la nécessité des travaux scientifiques destinés à éclairer les esprits qui. en très grand nombre encore, restent enlisés dans les erreurs traditionnelles et sont d'autant plus disposés à la bataille que leur foi est plus irraisonnée et plus absurde : *credo quia absurdum.*

Depuis Rabelais, la poursuite de cette démonstration ne s'est pas arrêtée en France et l'on peut dire que la plupart des grands génies de notre pays ont combattu les superstitions au grand dommage de leur tranquillité et souvent au péril de leur vie. Le XVIIIe siècle surtout a fait l'effort considérable qui a inspiré la grande Révolution ; mais malgré les Voltaire, les Diderot, les d'Holbach, les Helvétius et tant d'autres, malgré les efforts de quelques grands hommes de la Révolution, la grande action passée. le ferment généreux a été stérilisé par les violences mêmes de la lutte et les ambitions guerrières qui en sont nées ; le mysticisme a repris son niveau parce qu'il s'adresse aux ignorants, alors le nombre, et aux pauvres d'esprit, la grande armée de toutes les religions. Ce retour à l'absurde et le peu de résistance des esprits prétendus éclairés ne doit pas étonner ; les erreurs implantées dans la première enfance sont difficiles à arracher dans l'âge mûr ; tout le monde sait que dans la déchéance de la mémoire qu'elle soit due à la vieillesse ou à la paralysie générale, les notions qui persistent les dernières sont celles qui ont été acquises dans le jeune âge. D'ailleurs il se passe dans le cerveau ce qui se passe dans les champs ; si, après les semences nouvelles. un travail constant ne les protège pas contre l'envahissement des graines que le vent avait apportées ou qui provenaient de la récolte précédente, les mauvaises herbes prennent le dessus à un moment donné, dépassent en hauteur la véritable récolte, et quelquefois l'anéantissent. Le fonds de superstition presque toujours implanté dans la première enfance, reste fixé dans l'esprit à l'état latent et, malgré les connaissances positives acquises plus tard, fermente et végète dès que l'homme par un accident ou par la maladie n'est plus en possession de lui-même. C'est d'autre part le peu de solidité des données positives et scientifiques sur lesquelles sont établies les convictions qui explique la fragilité des opinions de certains libres-penseurs, quelquefois des plus bruyants. C'est ce qui explique aussi, malgré l'apparence d'un mouvement progressif dans les idées, le grand nombre de baptêmes, de mariages religieux, de premières communions, et le petit nombre d'enterrements civils.

Il faut donc répandre de plus en plus les vérités scientifiques, les faire pénétrer par l'éducation pour que les intelligences ne soient pas faussées dès l'entrée dans la vie, au moment où les croyances se fixent le plus profondément ; et aussi pour arracher à des erreurs ridicules l'homme civilisé qui n'a pas le droit à notre époque d'être dans l'incapacité de se soustraire à des croyances de primitifs.

M. Marie démontre en termes brefs et précis, et en s'appuyant sur les savants les plus incontestés et sur les philosophes les plus érudits, que le très grand nombre des erreurs mystiques dont sont formées les religions ne sont que la survivance des croyances des premiers âges. En parcourant les livres de Lubbock, de Tylor, de Letourneau, etc., on les retrouve toutes dans leur simplicité enfantine. Quelle que soit l'évidence de leur infraction aux lois de la nature et de leur grossière fausseté, elles sont admises, défendues quelquefois même avec admiration. « Nous avons été, dit Fontenelle, si bien accoutumés depuis l'enfance aux absurdités de la mythologie grecque que nous avons cessé de nous apercevoir qu'elles sont absurdes. » Ce que disait Fontenelle de la mythologie grecque peut s'appliquer à toutes les religions qui sont des mythologies souvent bien plus absurdes que celle des Grecs. A mesure qu'elle avance dans la connaissance des lois naturelles, l'humanité tend à se débarrasser de toutes ces erreurs ; de plus en plus, on voit que les religions ont été les fléaux de l'humanité. Aujourd'hui il est constaté qu'elles ont fait faillite. Qu'ont-elles apporté aux hommes pour leur bien ; qu'ont-elles jamais trouvé pour rendre leur vie moins difficile et moins dure ? des promesses fallacieuses pour après la mort. Ce qu'elles ont inspiré et suscité, ce sont des violences, des tyrannies, des persécutions, des guerres féroces et interminables ; elles ont inventé les supplices les plus odieux et les plus féroces. L'homme, en acquérant plus de connaissances, repousse avec horreur des doctrines qui ont fait couler tant de sang et subir tant de douleurs. Ces misères et ces souffrances infligées aux hommes au nom de Dieu ont fait dire à Proudhon : Dieu, c'est le mal. Nous sommes à une époque où les découvertes se font en nombre considérable et comme toujours sans l'intervention de l'influence divine ; que l'on compare les œuvres des religions aux créations de la science et l'on pourra se convaincre qu'aucune de ces divinités ne peut accomplir les merveilles que nous procurent sans compter nos modestes savants.

Auguste Comte, que M. le docteur A. Marie cite avec une juste admiration, a divisé l'évolution religieuse en périodes du fétichisme, du polythéisme, du monothéisme et enfin en période positive ; n'eut-il pas été plus juste de terminer par la période de l'athéisme. La science, en effet, par ses découvertes incessantes démontre que l'idée de Dieu n'a rien à faire avec le progrès humain et qu'au point de vue matériel comme au point de vue moral, cette fiction est inutile et n'a jamais apporté que la négation et l'empêchement de tout progrès dans la vie sociale et scientifique.

Mais où la démonstration est absolument irréfutable c'est quand on ne s'appuie plus seulement sur l'histoire et sur les travaux des philosophes, mais aussi sur les observations médicales des maîtres contemporains et sur des faits cliniques personnels. M. le docteur Marie démontre ainsi que le mysticisme est souvent un cas pathologique. Il prouve précisément par des analogies serrées et des identités de symptômes que tant de mystiques privilégiés assis dans le ciel à la droite du Seigneur, aussi bien que les possédés du diable destinés à brûler éternellement attisés par sa fourche, n'ont été que de simples aliénés, délirant généralement, comme le disait Moreau de Tours, dans le cercle de leurs croyances et et de leurs idées. C'est ce qui explique combien l'idéal de ces élus de Dieu était mesquin et misérable, dominé par un orgueil que rien ne soutenait, et aussi combien les possédés les déprimés persécutés par les démons étaient tourmentés par des hallucinations douloureuses dont l'objet était non seulement vulgaire mais encore le plus souvent piteux et malpropre.

Par une discrétion généreuse, M. Marie n'a pas analysé et placé à leur place pathologique les grandes figures du mysticisme catholique, les grands saints honorés et presque adorés ; il eut été utile d'étudier et de classer le genre de folie du dégénéré François d'Assise, le délire chronique de Marie Alacoque, la démence de Saint Labre, l'imbécillité de Saint Joseph de Cupertino, etc., etc.

Il n'y aurait rien à ajouter à cette œuvre, si à côté de la démonstration de la survivance des croyances erronées et de l'étude de la mystique pathologique, l'auteur eut décrit le charlatanisme des religions, leurs faux miracles, leur spéculation sur la crédulité des simples. Toutes les religions se sont servies des mêmes procédés, toutes ont presque fait les mêmes tours d'adresse, usé des mêmes supercheries pour faire croire que leurs Dieux étaient les meilleurs et même les seuls bons. Les hommes, soit par crédulité, soit par terreur, ont toujours suivi ces prestidigitateurs et il eut été intéressant de faire voir l'identité du point de départ de toutes ces mythologies et de constater en passant les ressemblances de tous ces cultes divers. Cela eut demandé de nombreux volumes et cette histoire comparative sortait d'ailleurs du cadre des préoccupations et du programme que l'auteur s'était tracé. Ce livre, tel qu'il a été conçu et écrit, est d'un haut enseignement, il est aussi d'une incontestable utilité pratique. Il poussera à examiner de près les prétendues vérités surnaturelles qui ont servi si longtemps à dominer les hommes et à les exploiter. Par la connaissance de ce qu'est le mysticisme, l'individu saura se dégager des erreurs traditionnelles et n'admettra comme vérités que celles qui seront scientifiquement démontrées. D'autre part, les malheureux miraculés dont les manifestations mystiques, les visions, les relations avec les puissances surnaturelles ne sont que les symptômes d'un état pathologique ne seront plus adorés comme des pseudo-divinités, mais traités et quelquefois guéris dans des maisons de fous.

Ainsi pourront être sauvegardées un certain nombre d'intelligences et sauvés quelques malades.

J'adresse à l'auteur, avec mes félicitations, l'expression de ma sincère amitié.

Docteur H. Thulié

Directeur de l'École d'Anthropologie.

BIBLIOTHÈQUE NATIONALE RF IMPRIMÉS

PREMIÈRE PARTIE

GÉNÉRALITÉS SUR L'ORIGINE DES CONCEPTIONS RELIGIEUSES ET MYSTIQUES

BIBLIOTHÈQUE NATIONALE RF IMPRIMÉS

CHAPITRE PREMIER

Définition. Classifications.

Elles paraissent un dérivé de l'instinct de conservation et de survie. — L'humanité naissante divinisa ses espoirs et ses craintes. — Les premières religions sont les hypothèses des primitifs pour s'expliquer les phénomènes de l'univers.

La vie, suivant Bichat, n'est que la lutte contre la mort. Cette dernière en revanche reste à définir.

On le pourrait faire en disant qu'il y a mort à quelque degré quand il y a désorganisation définitive, dissociation, d'un organisme équilibré et durable jusqu'alors ; on pourrait même étendre cette notion de mort aux désagrégations de tous ordres, même inorganiques.

Le résultat de ce mouvement, de cette lutte continue et universelle, serait l'évolution même de l'univers. C'est cette « mêlée silencieuse que nous appelons par antiphrase l'harmonie de la nature » (Cl. Bernard).

Le résultat de cette lutte constante réédifie, répare, reproduit les agrégations de matières et de forces les plus complexes. Elle aboutit dans le domaine organique aux échanges biologiques, aux actions et réactions des milieux sur les organismes et inversement, aux développements en séries variées selon les adaptations dans l'espace ou dans le temps, et par rapport à ce dernier aux transmissions de la vie par la vie (séries héréditaires). Ainsi se développent des tendances multiples à la persistance quand même (sélections, conservations, reproductions, spécialisations, suppléances, associations, cérébrations supérieures, etc.). Ce développement progressif à travers la série des êtres organisés d'une tendance fondamentale si essentielle, atteint son développement le plus complexe chez l'homme, où elle se manifeste de multiples façons. L'éclosion des croyances religieuses diverses en est une modalité, comme nous l'allons voir.

C'est à cette évolution que sont dus tous les progrès accomplis par l'homme pendant son long passé, durant sa marche lente et laborieuse vers un avenir meilleur, vers une situation plus haute, vers une perfection toujours désirée, mais jamais atteinte. « C'est elle, dit G. Lebon, qui par des changements graduels, insensibles, à travers des millions d'années, fait d'un soleil une terre habitée, puis une lune déserte et glacée ; qui, avec la même imposante lenteur, fait sortir l'homme pensant des ténèbres de l'animalité et développe l'échelle prodigieuse allant du polype obscur jusqu'à l'organisme d'un Newton. C'est elle qui, peu à peu, par la même progression lente, a fait du sauvage farouche de l'âge de pierre l'homme policé de nos jours. »

Devant la connaissance de plus en plus intime des lois de l'évolution, nous voyons rentrer dans la nuit de l'ignorance et de la crédulité qui les avaient fait naître, les légendes des premiers âges : (création divine d'un couple parfait d'où descendrait une humanité se corrompant de plus en plus, et sauvée ensuite au prix d'un sang divin ; paradis placé au début du monde, puis à jamais disparu de la terre ; intervention céleste modifiant tout-à-coup les destinées des empires ; l'apparition d'un homme de génie changeant le cours des choses, et révolutions d'un jour anéantissant les erreurs et les injustices séculaires.)

Au lieu des interventions surnaturelles et merveilleuses de l'Epopée et des Révélations, l'histoire de l'espèce apparaît désormais comme une suite de phénomènes quelconques, au même titre que les séries de combinaisons chimiques ou physiques. Lorsqu'on réussit à remonter aux causes naturelles et à expliquer la succession de leurs effets, il faut savoir se contenter d'une vérité relative et ne pas s'attarder à critiquer ce qu'une science insuffisante ne permet pas encore de comprendre.

La possession d'une méthode doit désormais permettre à l'homme de ne plus prendre ses hypothèses pour doctrines définitives (Lebon).

L'être humain débute assurément par l'inconscience ; et de l'inconscience, il passe à des états purement affectifs. On a discuté, il est vrai, la question de savoir s'il existait, en fait, des états affectifs purs, « vides de tout élément intellectuel, de tout contenu représentatif, qui ne soient liés ni à des perceptions, ni à des images, ni à des concepts, qui soient simplement subjectifs, agréables, désagréables ou mixtes (1) ». Mais, il semble bien que, durant la période intra-utérine, la vie psychique de l'enfant ne puisse consister qu'en de vagues sensations de plaisir ou de peine, subordonnées à des variations purement cénesthésiques, et indépendantes de toute représentation. Ce n'est que plus tard et peu à peu qu'il naît à la pensée et connaît ces états intellectuels qui, chez l'homme normal, sont indissolublement liés aux émotions.

Il en dût être de l'homme primitif comme il en est encore de l'enfant. La philogenèse ne saurait démentir l'ontogenèse sur ce point quand elle la corrobore sur tant d'autres, et c'est ce que montre bien l'étude analytique des faits .

L'obscur point de départ des croyances religieuses ne résiderait-il pas dans des aspirations vers l'infini, ou dans le besoin d'expliquer les phènomènes naturels et l'existence du monde ? L'homme primitif, suivant Lebon, ne connaîtrait ni ces aspirations, ni cette curiosité. L'enfant, qui lui ressemble en tous points, ne les éprouverait pas davantage. « Le paysan, qui par son ignorance et sa crédulité se rapproche du sauvage, ne s'est jamais senti impressionné par les beautés de la nature, et s'étonne de voir les gens des villes admirer sa montagne ou sa forêt ; jamais il ne s'est demandé comment l'épi sort du grain, et pourquoi le gland produit le chêne.

(1) Ribot. *Psychologie des sentiments*. Introduction. Paris, F. Alcan.

Le propre de l'ignorance absolue est de ne s'étonner de rien et de ne jamais songer à remonter aux causes. Les natures primitives ne cherchent aucune explication aux phénomènes. Leur incapacité de s'étonner des choses les plus étranges a frappé tous les voyageurs.

« ...Pendant de longs siècles, il a existé des hommes qui, pareils aux petits enfants, pareils aux fauves du désert, contemplaient chaque jour le lever du soleil sans jamais se demander quelle puissance le fait surgir au-dessus de l'horizon le matin et disparaître le soir. Quel est l'enfant qu'a jamais ému la vue des montagnes ou le spectacle d'un beau coucher de soleil ? L'homme primitif lui ressemblait sous ce rapport. Les phénomènes de la nature pouvaient l'effrayer, mais ne l'étonnaient pas. Quant à remonter jusqu'à leurs causes, sa constitution mentale ne lui permettait pas d'y songer. Jusqu'à ce qu'un génie comme Newton se fût demandé pourquoi une pomme tombe à terre et eût découvert qu'elle est détachée de l'arbre par la même force qui fait mouvoir les mondes, il fallut que l'esprit humain eût accompli de prodigieux progrès. Répondre que la pomme tombe parce que Dieu le veut bien n'était pas, en réalité, donner une cause à l'effet dont on était témoin. Les esprits les plus intelligents s'étaient toutefois longtemps contentés de cette réponse, et, avant eux, il y en avait eu, certes, qui ne s'en étaient même pas demandé si long. »

Chez l'enfant, peut-on répondre avec Revon (1), l'éveil de l'intelligence est marqué par des traits bien connus, qui se ramènent, en somme, à une vive curiosité, aisément satisfaite grâce à une crédulité extrême, et qui l'amènent par suite à inventer ou à accepter les explications les plus naïves pour tous les phénomènes qui l'ont frappé. Par exemple, il trouve chez ses parents un gros coquillage, l'applique à son oreille, et s'étonne du murmure qu'il entend : on lui dit que c'est « le bruit de la mer » ; et il croit, en effet, que ce coquillage mort a gardé l'écho lointain des vagues retentissantes. Mêmes caractères intellectuels chez l'homme primitif. Lui aussi, quoi qu'on en ait dit, présente une réelle curiosité ; mais lui aussi, crédule et d'esprit paresseux, se contente d'explications enfantines et sommaires.

Cette paresse d'esprit de l'homme primitif est précisément l'explication de l'erreur qui consiste à lui dénier toute curiosité. Comme l'enfant, l'homme inculte est curieux ; mais il se fatigue vite de chercher les raisons d'un phénomène ; c'est la loi du moindre effort qui triomphe alors.

Il en est de même d'ailleurs chez le civilisé dont les processus mentaux sont, ainsi que le signale Ferrero (2), étroitement soumis à la loi de l'arrêt idéo-émotionnel.

Qui connaît un peu les enfants, sait qu'ils sont à la fois

(1) *Revue de l'histoire des religions*, janvier-février 1904, p. 31.
(2) *Lois psychologiques du symbolisme*, par G. Ferrero. Alcan, 1895, p. 160.

çonfiants et craintifs. Etonnés de toutes les merveilles inconnues qui les entourent, ils s'avancent d'un pas délibéré à la découverte ; mais bientôt ils rencontrent des obstacles imprévus, qui les mettent en larmes ; puis, une nouvelle impression joyeuse survient, et, dans leurs yeux, l'azur succède aux nuages. « Ils ont, dit La Bruyère, des joies immodérées et des afflictions amères sur de très petits sujets. » « Ils sont déjà des hommes », ajoute le moraliste. Mais ce qu'ils sont surtout, ce sont des hommes primitifs. En effet, de même que l'enfant, l'homme primitif anime tout ce qui l'environne ; et, comme lui, plongé dans un milieu de choses ou d'êtres qui lui sont ou lui paraissent supérieurs, il est sans cesse porté par sa vivacité d'impressions, à se jeter en avant, les bras ouverts, ou au contraire à reculer plein d'effroi dès qu'il se heurte à des phénomènes hostiles. Toute puissance extérieure, naturelle ou humaine, le séduit ou l'irrite, l'attire ou l'épouvante (réactions émotionnelles et sentimentales), à mesure que le sentiment religieux s'éveille en lui, il peuple l'univers de divinités bienveillantes ou redoutables. Le paysan fruste fait de même en peuplant la brande berrichonne ou la lande bretonne.

D'autre part, l'homme cultivé qui réfléchit perçoit vite le peu d'importance de son individu comme de son espèce par rapport à l'univers, et l'infiniment petit de ses microcosmes. L'insignifiance de sa vie éphémère, l'inanité de ses actes, de ses desseins, de ses regrets, de ses passions et des tumultes contemporains éclatent vite aux yeux dès qu'on prend un peu de recul dans le temps ou dans l'espace. Quand on voyage ou quand on vieillit, tout se tasse, s'efface et s'égalise dans un rapide lointain.

Mais alors, par contraste, s'éveille l'aspiration vers la survie quand même et nous sentons à plein cœur un besoin de persistance, sorte d'appétit d'éternité, comme dit Bourget, qui y voit la plus antique et la plus sûre garantie de notre destinée d'outre-tombe. La plus antique à coup sûr, puisque, selon nous, elle est la traduction psychologique d'une des modalités essentielles de la vie même, mais la plus sûre garantie semble bien illusoire, car qu'est-ce encore ici autre chose que la confusion de nos désirs avec la réalité ?

La solution de ce problème, toujours reculée, n'en dut pas moins solliciter la sagacité des plus intelligents parmi les premiers hommes. D'après leurs mentalités diverses, ils émirent les premières hypothèses sur lesquelles se fondèrent les croyances primitives.

Bien que données comme révélées souvent et imposées comme telles à la crédulité générale, elles évoluèrent comme tous les phénomènes psychiques et varièrent selon les progrès de la mentalité des milieux sociaux humains. La loi de substitution et transformation des hypothèses produisit là ses effets inéluctables.

Quoi qu'il en soit, l'une des modalités de ce besoin, de cet appétit des choses éternelles, consiste dans le sentiment d'une participation personnelle à la force universelle cause de vie et à l'aspiration vers une survivance quand même, à une survie non mortelle. Nous touchons ici à la base de toute religion et partant de tout mysticisme.

Peu importe l'hypothèse d'après laquelle l'être humain s'explique les rapports supposés entre lui et les ou la force universelle, les ou la cause dite primordiale.

Peu importe même qu'il s'attribue une force unique ou plusieurs forces agissant de concert dans son organisme. C'est selon ces diverses hypothèses relatives aux combinaisons du principe de la vie humaine avec la vie universelle que se diversifient les religions ; toutes eurent leur vogue, leur raison d'être ; toutes eurent leurs prophètes, leurs martyrs et leurs miracles.

Les hypothèses varient néanmoins à l'infini ; les plus grossières et les plus frustes répondent à la mentalité des primitifs ou des sauvages actuels.

Les plus ingénieuses et les plus délicates seraient au contraire l'apanage des races plus affinées et cultivées. Le progrès mental se reflèterait ainsi dans les conceptions religieuses des races.

On ne saurait, d'ailleurs, prétendre que les mentalités religieuses et mystiques les plus élevées soient une étape définitive supérieure. L'évolution poursuivra toujours son cours. Elle frappe de caducité les hypothèses les plus avancées de la veille. L'au-delà, où l'humanité cherchait sa raison d'être et de persister, semble se transposer peu à peu en deçà de cette même humanité, bien qu'au-delà de l'individu, dans le temps, mais dans sa descendance.

Les sauvages craignent les forces de la nature, mais n'ont aucune idée religieuse ou de divinité comparable à celle des civilisés. Les Cafres et autres noirs n'ont pas de religion s'élevant à un Être suprême, mais ils ont des fétiches auxquels ils prêtent une vertu de préservation, et en ont en grande quantité et de toutes sortes. Un abîme semble, à ce point de vue, les séparer des peuples qui se sont élevés aux hautes conceptions métaphysiques et ont produit des hommes comme Kant, qui a bien pu se tromper, mais dont l'intelligence était si haute (1).

Lejeune répond à cela que toutes les conceptions métaphysiques ont fait beaucoup de mal en éloignant l'humanité des procédés scientifiques et en la maintenant dans l'erreur et l'orgueil de l'anthropocentrie. Les peuples arrivés aux religions dites les plus élevées n'en sont peut-être pas devenus tellement meilleurs que les pauvres sauvages restés bons, malgré toutes les injustices dont ils ont eu et ont encore à souffrir de la part des civilisés. « Le nombre des fétiches, amulettes et porte-bonheur des civilisés est considérable aussi et comprend les objets les plus divers, et il n'est pas bien sûr que la mentalité qui les vénère dans nos campagnes et dans nos villes soit de beaucoup supérieure à celle des nègres ; cependant ces derniers sont plus excu-

(1) Lejeune. *La question des races*, p. 16, éd. Jacquin 1905.

sables puisque leur instruction est nulle, tandis que les civilisés auraient dû apprendre à réfléchir. Je ne saisis pas la différence capitale qu'il peut y avoir dans ce fait que le croyant voit derrière une statue de bois un saint protecteur. Que la protection vienne du saint ou du morceau de bois, l'erreur est presque la même et le résultat, dans les deux cas, c'est qu'au lieu de ne compter que sur son initiative personnelle, on attend tout du fétiche ou du saint. Beaucoup de sauvages se sont d'ailleurs élevés, puisque élévation il y a, à la conception d'un grand Esprit, et les plus déterminés défenseurs de la métaphysique n'oseraient en conclure qu'ils sont en cela supérieurs à l'Indien Kanada, à Anaximandre de Milet, à Epicure, à Lucrèce, à Hobbes, à Helvétius, à Büchner, à Berthelot et à la pléïade d'esprits libres qui ont fondé la Société d'Anthropologie de Paris. »

Entre le christianisme d'un philosophe comme Pascal, celui d'une dévote russe qui allume sa lampe devant les saintes images, et celui d'un paysan italien qui prie la Sainte Vierge de son village et injurie celle du village voisin, il y a autant de différence qu'entre le pur monothéisme, le fétichisme du sauvage et le polythéisme des anciens. La dévote russe adore ses petites images taillées, comme le malgache son gri-gri ; et le paysan italien ressemble à ses ancêtres les Romains, qui avaient autant de Jupiters et de Junons distincts qu'ils avaient de villes et de temples. (Lebon).

La persistance de phénomènes psychiques d'ordre inférieur chez les plus civilisés n'infirme d'ailleurs nullement l'évolution vers le progrès et la supériorité psychique de ceux mêmes qui présentent parfois ces rappels d'état ancestral.

Leur évolution individuelle les ayant fait passer eux-mêmes par des états analogues, ils restent susceptibles d'ecphories identiques, comme dirait Hering, à l'occasion de circonstances données. Le fétichisme coexiste dans l'âme complexe du civilisé et se manifeste à telle ou telle occasion mettant à jour les strates sous-jacentes de sa mentalité initiale. L'émotion du jeu, celle de certains rêves, celle inspirée par certaines personnes, certains lieux, certaines dates ou chiffres (jettatura, actes néfastes, vendredi 13, etc.) s'observent couramment encore parmi nous. Les gens de génie ne sont pas exempts de ces faiblesses. La croyance en une étoile a pu même réagir utilement sur certains en renforçant leur énergie.

Il n'est pas jusqu'aux animaux qui ne manifestent des associations analogues dépressives ou excitantes psychiques.

Quelques animaux supérieurs, ainsi que le remarque Lebon, montrent des symptômes de néophobie, la peur de l'inconnu, surtout à la tombée de la nuit. Cette crainte vague est mère des divinités malfaisantes. Le chien se conduit vis-à-vis de son maître comme le sauvage envers son idole, mêmes craintes, même soumission, mêmes prières, mêmes flatteries ; il y joint même un sentiment d'amour, supérieur à la peur servile des fétichistes, et plus rapproché de l'adoration que les peuples civilisés ne vouèrent que tardivement à leurs dieux.

Cette participation visible de l'animalité à un sentiment analogue à celui de l'homme primitif est un argument dans le sens évolutif de l'origine des conceptions de ce genre.

Il n'est pas jusqu'à la linguistique primitive qui ne fournisse des arguments en faveur de l'origine très fruste des conceptions religieuses primitives. Le mot même de conception rappelle l'appréciation nette bien qu'inconsciente de l'origine humaine des dieux. L'homme a *conçu* ses dieux, et c'est à sa mesure que cette conception les a établis ; aussi par les empyrées primitifs peut-on juger la mentalité des groupements humains qui les imaginèrent ; les dieux sont le portrait moral et physique de leurs adorateurs. Xenophane, dès longtemps, vers 600 avant notre ère, avait déjà dit que si les bœufs et les chevaux savaient sculpter, ils ne manqueraient pas de représenter les dieux comme des bœufs ou des chevaux.

Comment, dira-t-on, concilier l'esprit de sacrifice des martyrs et la tendance à l'abnégation de leur vie de tant de mystiques avec une théorie du mysticisme et de la religion fondée sur le développement supérieur de l'instinct de la conservation spécifique et de persistance de la vie ? C'est rabaisser, dira-t-on, les aspirations les plus hautes et les plus désintéressées de l'espèce humaine !

On peut répondre à cela par l'évolution même des sentiments les plus élevés. L'instinct de la conservation étendu à l'espèce, loin d'aboutir à l'égoïsme, est à l'origine des dévouements les plus admirables des mères pour leurs enfants, des héros se sacrifiant pour la Patrie et la sauvegarde du groupe. Les animaux groupés seulement en sociétés élémentaires ou familiales et à l'état grégaire manifestent souvent des sentiments véritables de dévouements mutuels et de solidarité fondés sur le salut commun. Le cri le plus fruste est souvent une plainte et un appel soit à l'aide, soit à la grâce. Ce cri et cette plainte sont déjà une sorte de prière vague qui réclame merci ou assistance et appui.

Tandis que les végétaux n'ont pour persister et se survivre à eux-mêmes qu'à pulluler, les animaux sont forcés par la mêlée vitale à multiplier les moyens de résistance passive ou active.

Les uns, comme certaines plantes d'ailleurs, se revêtent de carapaces, de pointes, d'enveloppes ou s'enfoncent dans les trous du sable ou du roc.

Certains simulent des aspects divers les rendant peu visibles (mimétismes) ou simulent des espèces armées ; d'autres s'arment réellement pour l'offensive ou développement des aptitudes propres à leur assurer la fuite (vitesse par exemple). Les paniques et contagions de fuite par la vue du mouvement chez de nombreux animaux servent de transition avec l'avertissement. Enfin apparaît le cri qui implique déjà par le mouvement vocal le commencement d'une vie collective.

Le cri, en effet,est un avertissement; s'il ne peut sauver la victime, il donne l'alarme à ses semblables ; la mère crie pour avertir ses petits et au besoin se sacrifie pour les sauver, comme la perdrix qui fait l'oiseau blessé et attire chasseur et chien loin du nid.

Beaucoup d'insectes produisent des bruits caractéristiques, mais ce ne sont des cris d'appel qu'au point de vue de la persistance par reproduction, en ce qu'ils s'adressent aux insectes de sexe différent; comme cri de détresse, ils peuvent donner l'alarme à d'autres insectes semblables servant ainsi à la conservation de l'espèce, mais non à celle de l'individu. On sait que chez les insectes du genre guêpe et abeille, l'individu se sacrifie cependant souvent en vue de la conservation coloniale, en piquant l'ennemi et perdant la vie avec son dard. Espinas décrit un bourdonnement avertisseur des insectes sentinelles, invitant l'essaim à se préparer à ce sacrifice.

Chez les vertébrés, les deux sortes d'appels s'observent très différenciés aussi d'ailleurs, l'un appel d'allégresse amoureuse, l'autre cri poignant d'effroi et d'alarme ou pitoyable cri de mort.

Les batraciens et reptiles en offrent des exemples. Les oiseaux vivant en troupes s'associent souvent pour assurer la garde et l'alarme criée par des membres de la troupe ; ils s'appellent parfois entre espèces très diverses à l'attaque en troupe contre un ennemi commun (le hibou par exemple). Les mammifères vivant en troupes manifestent enfin, en dehors de la période d'accouplement ou d'élevage des jeunes, une aptitude permanente à la lutte concertée pour la conservation collective. Le cri de douleur d'un de leurs congénères devient alors une vraie plainte comprise de toute la troupe qui, loin de s'enfuir, accourt à la défense de l'individu. Celui-ci peut alors être arraché de force à l'agresseur, quelquefois au prix de nouvelles victimes.

Chez certains anthropoïdes, gorilles par exemple, les mâles accourent et se dévouent à l'attaque de l'agresseur.

Enfin, à l'appel de l'homme, les animaux domestiques montrent aussi parfois des exemples de dévouement remarquable.

On le voit, l'instinct de conservation aboutit par degré à l'altruisme le plus net et à l'oubli de soi-même par transposition sur l'objet des sentiments affectifs (femelle, descendance, congénères, intérêts du maître, etc.)

Les animaux domestiques semblent aussi avoir comme l'homme le cri de grâce et les appels à la pitié (attitude, mimique expressive, etc.), mais c'est semble-t-il une caractéristique plus spéciale de l'espèce humaine et peut-être les animaux domestiques l'ont-ils acquis à son contact. Cette application nouvelle du cri plaintif devenant prière semble provenir de l'état de lutte d'homme à homme, peut-être même de la lutte intersexuelle primitive en vue de la procréation. Mais dans la lutte guerrière entre hommes, le cri de grâce et la substitution de l'esclavage domestique à l'homicide et la torture des prisonniers semblent bien à l'origine des groupements hiérarchiques des hordes, consécutivement aux conflits fréquents entre hommes primitifs, comme entre sauvages.

L'inutilité des homicides superflus et l'intérêt de la domestication des captifs entraînent la grâce au vaincu et la prière de ce dernier en vue de l'obtenir plus sûrement ; de là, les attitudes caractéristiques (mains tendues et jointes, prêtes aux liens d'esclavage, prosternation et génuflexion concomitantes, exprimant le renoncement à la défense et à la fuite.)

De là aussi les formules de prières pour obtenir la vie sauve. Pour étendre les mêmes gestes et les mêmes expressions de recours en grâce, à l'égard des puissances surhumaines, il n'y eut qu'un pas ; l'homme primitif sut le franchir d'autant mieux et vite que, comme le sauvage, il attribuait une nature semblable à la sienne aux êtres surnaturels entrevus derrière les phénomènes inexpliqués ; les sacrifices et offrandes du primitif et du sauvage le prouvent.

A. Comte a développé clairement le lien évolutif qui relie l'anthropophage, la torture et le massacre des prisonniers à la phase fétichiste primitive, alors que l'esclavage reflète le progrès dû au polythéisme, acheminant vers l'affranchissement des serfs de la période monothéiste moderne. « Le fétichisme est une religion trop individuelle et trop locale pour pouvoir établir entre le vainqueur et le vaincu aucun lien spirituel susceptible de contenir la férocité à l'issue du combat. Le monothéisme est au contraire tellement universel qu'il interdit entre les adorateurs du même Dieu une aussi grande inégalité ; mais il ne leur permet pas davantage avec les partisans d'une autre croyance, une union aussi intime que l'esclavage. En un mot l'un et l'autre, quoique en sens inverse, sont également contraires à l'esclavage polythéiste par suite des mêmes caractères qui les rendent impropres à la conquête » (1).

C'est ainsi que l'évolution religieuse élargit progressivement l'instinct de conservation de l'espèce et le respect de l'homme vis-à-vis de ses semblables.

(1) Rigolage. *La Sociologie de Comte*, p. 175. Alcan, 1897.

CHAPITRE II

Mysticismes et religions.

Différence entre religion et mysticisme. — Degrés intermédiaires. — Extase mystique finale. — Son mécanisme et ses modalités essentielles. Elle se retrouve dans toutes les religions et semble pouvoir se ramener à un monoïdeisme progressif par rétrécissement concentrique du champ de la conscience jusqu'à l'inhibition finale.

Il importerait, avant d'aller plus loin, de définir et distinguer le sens que nous attribuons aux mots religion et mysticisme, l'un par rapport à l'autre.

La religion est l'hypothèse en cours suivant laquelle la ou les divinités sont conçues par les esprits ; le mysticisme est la mise en œuvre de cette croyance par l'intermédiaire du cerveau des croyants, à l'aide de certaines pratiques adjuvantes (prières, ascétisme, contemplation, initiations, méditations, contagion mentale, intoxications, etc.).

Le croyant peut en arriver alors à invoquer et objectiver psychiquement son Dieu en une sorte de ferveur hallucinatoire. Il attribue alors à son intervention les phénomènes les plus variés de son propre organisme ou du milieu ambiant.

Les religions sont le reflet et comme l'épanouissement des civilisations humaines (1). C'est en elles que les peuples ex-

(1) Religion, dit Renan, mot sublime, ravissant, immensément compréhensif, quand on lui fait exprimer tout son sens et qu'on ne restreint pas à quelques rameaux ce grand arbre qui a ses racines dans l'esprit de l'homme. (*Cahiers de Jeunesse*. R. de R., mai 1906.)

priment la synthèse de leur développement moral. « Peu importe, dit Revon, si, très souvent, la religion se laisse dépasser par les sentiments plus doux, la science plus avancée ou la morale plus pure d'une élite ; elle n'en demeure pas moins, aux origines surtout, la représentation la plus fidèle des conceptions de la masse ; et non seulement elle puise son existence dans tous les éléments de cette vie morale d'un peuple, mais elle plonge aussi ses racines dans sa vie sociale et, encore plus avant, jusque dans sa vie matérielle même ; bref, dans toute cette culture profonde qui lui donne naissance, mais qu'elle domine, et dont elle apparaît comme la fleur vivante. C'est donc la religion qu'il faut étudier en dernier lieu, dans l'ensemble d'une civilisation, parce qu'elle n'est, en somme, que le reflet brillant et agrandi de cette civilisation elle-même, son image démesurément projetée, du sein des réalités terrestres, sur les nuages et les mystères du ciel (1). »

C'est ainsi que les primitifs, curieux et puérils, trouvent des raisons faciles aux choses compliquées ; et ces explications mythiques embrasseront peu à peu tout le champ des mystères qui les étonnent, depuis les phénomènes les plus généraux de la nature jusqu'aux moindres détails des coutumes humaines dont ils ont oublié le point de départ.

Tels sont donc les caractères essentiels de l'âme primitive, soit au point de vue sentimental, soit au point de vue

(1) Revon, *loc. cit.*, p. 2.

intellectuel. Pour assister maintenant à la naissance des dieux, il suffit d'observer comment cet *élément subjectif*, appliqué à son objet, va interpréter le monde qui l'entoure.

Tout ce qui frappe vivement l'attention de l'hômme, tout ce qui excite son sentiment de respect, tout ce qui étonne son intelligence curieuse, bref, tout ce qui lui est ou lui paraît supérieur, constitue ce que nous appelons l'*élément objectif* et va se transfigurer.

C'est d'abord la nature qui s'impose, toute puissante, à sa pensée et à son cœur ; car, aux origines surtout, c'est en elle qu'il vit et qu'il se meut, et c'est par elle qu'il existe. Il divinisera tout d'abord les grands objets naturels qui éblouissent son esprit, et qui, par leurs bienfaits ou par leurs fléaux, lui apparaissent comme des protecteurs amis ou comme de terribles adversaires.

Ces objets naturels, comment les conçoit-il ? Comme des forces pareilles à lui-même. Pour cela, nul besoin de personnifications savantes ou de raisonnements compliqués. Rien de plus instinctif, de plus intuitif, de plus spontané que ce rapprochement originaire. Avant même de savoir s'il a une âme, il attribue aux objets naturels les manifestations de cette âme : car il pense vaguement qu'existant en lui, elles doivent exister en eux. Il leur donne ses passions, sa raison, toute sa vie. Il les regarde comme des êtres personnels, parce qu'il ne saurait les imaginer d'autre manière.

L'erreur des anciens mythologues, tels que Max Muller,

été surtout de voir des fictions artificielles où il n'y avait que des personnifications spontanées. Mais Herbert Spencer, qui critique si vivement ces théories (1), est tombé lui-même dans une erreur analogue en n'attribuant les personnifications primitives qu'à des raisonnements abstraits sur la destinée des morts.

L'erreur d'Herbert Spencer a été d'aller chercher trop loin l'explication d'un phénomène très simple. Inutile de faire un long détour par le spiritisme pour se rendre compte de personnifications aussi naturelles que celles de l'animisme primitif. « En admettant même, dit M. Albert Réville, que lorsqu'on s'est mis à adorer le ciel, le soleil, la montagne, le volcan, les arbres, etc., c'est uniquement parce qu'on croyait adorer en eux des ancêtres métamorphosés, toujours est-il qu'on crût alors que ces divers phénomènes étaient animés. Mais comment cette confusion de l'animé et de l'inanimé est-elle plus vraisemblable à une époque où la réflexion avait déjà grandi qu'antérieurement et lorsque la naïveté première était encore sans contrepoids (2) » ? Ainsi que le remarque Revon, cette observation semble bien infirmer le système d'Herbert Spencer.

Comme l'enfant ou comme l'homme primitif, le sauvage anime l'inanimé, sans le savoir, dans toute l'étendue de la nature. Cette confusion de l'animé et de l'inanimé n'est

(1) *Principes de sociologie*, t. I et App. B.

(2) *Religions des peuples non civilisés*, t. II, p. 236. Cf. aussi *Revue d'hist. des Religions*, t. IV, n° 4, p. 1 seq.

d'ailleurs pas absolue ; et on peut dire qu'en somme, d'une manière générale, elle réside encore plus dans le sentiment que dans l'esprit. L'homme le plus primitif, en effet, n'ignore nullement notre distinction des choses et des êtres. Comme l'enfant, et comme l'animal lui-même, il sait fort bien reconnaître, en principe, ce qui vit et ce qui ne vit pas. Mais en même temps, par suite de son caractère impulsif et de ses connaissances limitées, il se laisse sans cesse induire à animer les choses du monde matériel. Cette conception générale, dont le sentiment est le principal ressort, se précise et s'appuie sur une intuition plus nette de l'intelligence dès qu'il s'agit d'objets doués de mouvement. C'est alors que l'homme sans culture doit nécessairement prêter aux actes étranges qui s'accomplissent sous ses yeux une cause analogue à l'énergie mystérieuse qu'il sent en lui. Sa raison nébuleuse transporte à tous ces objets mouvants la volonté dont il a conscience en lui-même. Le mécanisme intime de force et d'actions que lui révèle sans cesse une expérience confuse de son être implique nécessairement, dans son esprit, des forces pareilles partout où il voit de pareilles actions. S'il a pu, de prime abord, prendre une cornemuse pour un animal vivant, parce que cet instrument lui semblait avoir des yeux, à plus forte raison regardera-t-il une montre, avec son tic-tac mystérieux, comme un être personnel qui renferme une volonté agissante ; et s'il est enclin à considérer de la sorte la petite machine glacée qu'il tient dans sa main, pourquoi jugerait-il différemment tel objet de la nature, comme le soleil, qui, à un mouvement autrement grandiose, joint une puissance prodigieuse, une chaleur intense, tous les attributs amplifiés de l'être vivant ? Ainsi, la confusion de l'animé et de l'inanimé, issue d'abord surtout d'un sentiment impulsif en dépit des premières distinctions rationnelles, se renforce d'un élément intellectuel de plus en plus logique à mesure que des phénomènes mouvants donnent davantage l'illusion de la vie.

Cette erreur initiale, née d'un rapprochement normal entre tous les êtres capables de mouvement spontané, ne pourra que se développer, s'agrandir, s'étendre enfin aux objets immobiles eux-mêmes, parce que le champ de la vision nette arrivera à s'obscurcir tout à fait sous l'énorme grossissement de l'imagination envahissante. Plus tard seulement, lorsque l'homme primitif se sera un peu ressaisi, il restituera aux objets inertes, ou à la plupart d'entre eux, leur véritable nature ; mais il n'en continuera pas moins, pendant des siècles, à voir briller comme un reflet de son âme dans les objets doués de mouvement.

La religion étant, d'après ce qui précède, la théorie, l'hypothèse admise des rapports de l'espèce avec la force supérieure dont elle est issue et dépendante, reste à déterminer les attributs et caractères de cette force et ses manifestations mystiques. Pour les primitifs, les sauvages, les enfants ou les malades (affaiblis, débiles, aliénés, séniles), pour les plus simples en un mot, les forces supérieures sont généralement multiples, plus ou moins hiérarchisées, plus ou moins groupées en camps opposés (dieux, diables) ; tous ces êtres fictifs nés de la terreur et du besoin d'un point d'appui pour survivre et persister ont en général un caractère commun, c'est d'être imaginés comme semblables à l'homme ou aux autres êtres vivants connus de lui qui l'ont le plus frappé. De là le zoomorphisme ou l'anthropomorphisme des panthéons primitifs.

Ces êtres supposés, même lorsque l'esprit humain en a abstrait la quintessence idéale, restent toujours plus ou moins entachés de cette origine anthropoïde et ce n'est pas là leur moindre défaut.

En ce sens, la religion d'un peuple et son mysticisme sont le miroir de sa culture, car l'homme crée ses dieux à son image et les races ou peuples n'ont que les religions et divinités qu'ils méritent.

Ne pouvant trouver Dieu dans la nature et autour de lui, c'est en lui-même en effet que l'homme le cherche et c'est là qu'il le croit trouver ; mais la divinité varie selon la mentalité même dont la conception mystique n'est que la projection. Voilà comment l'homme à la recherche de l'au-delà est condamné à en trouver le secret en deçà de lui-même, si l'on peut dire ; l'introspection semble en effet mettre l'esprit en contact avec lui-même. Il découvre un nouvel abîme d'inconnus non moins profond que les mystères qui l'entourent ; l'homme y projette les mêmes modes d'investigation, les seuls dont il dispose dans son impuissance totale.

Il suppose le problème résolu, et prend son hypothèse pour vraie à défaut d'autre réalité (1).

La religion est donc un tout fort complexe, et les sentiments qui lui servent de base également ; « les uns les rapprochent du sentiment de dépendance, d'autres les font dériver de la crainte ou de la vie sexuelle ou bien encore l'identifient avec le sentiment de l'infini ». (Will. James, *Pages philosophiques.*)

A côté des institutions religieuses (rites, dogmes, clergés, etc.), qui sont comme l'art pratique de s'assurer les faveurs divines, il y a la religion personnelle, sorte de vie intérieure religieuse.

A ce dernier point de vue, la religion peut être définie : « les impressions, les sentiments et les actes de l'individu pris isolément pour autant qu'il se considère comme étant en rapport avec ce qui lui apparaît comme divin (1).

Les Eglises établies continuent à vivre quant à la tradition, mais à l'origine, tout fondateur d'Eglise doit son autorité à la communion directe qu'il entretient avec son Dieu.

« Je ne parle pas seulement des fondations surhumaines, mais de tous ceux qui ont réformé l'Eglise chrétienne et fondé des sectes nouvelles. Cette *communion directe* est la racine de toutes religions. Ceux-là même doivent le recon-

(1) « Prétendre illuminer les profondeurs de l'activité psychique au moyen de la conscience individuelle c'est vouloir éclairer l'univers avec une allumette », Maudsley.

(2) W. James, l. c.

naître qui ne veulent y voir qu'une imparfaite ébauche de la religion véritable. »

C'est qu'en effet, la communion directe avec la divinité est l'origine des conceptions religieuses concrètes par l'intermédiaire de l'inspiration mystique comme nous l'allons voir.

Pour A. Franck (1), la religion est au mysticisme ce que l'amour réglé par le mariage est à l'amour libre et passionné : le mysticisme va tout droit à l'objet aimé, c'est-à-dire à Dieu et il ne s'arrête qu'après s'être abîmé en lui-même.

Suivant E. Naville (2), l'âme mystique entre en union intime avec le principe de l'Univers.

Le sentiment religieux et mystique est le désir de quitter la terre pour le ciel, le réel pour l'idéal, le temps pour l'éternité, de nous quitter nous-mêmes pour ainsi dire. (Saisset).

La religion, comme l'étymologie semble l'indiquer, est un lien entre l'homme et ses dieux (racine leg, d'où religare, relier, suivant Max Muller), en même temps qu'un lien commun entre les divers hommes croyant aux mêmes dieux. Une particularité de ce rapport est que le sujet et l'objet auquel il croit se relier se confondent, et c'est dans le mysticisme seulement qu'ils deviennent distincts par une sorte de scission plus ou moins marquée de la mentalité.

(1) *Mysticisme des Grecs.*
(2) *Philosophies négatives*, Paris, 1900.

Le côté subjectif, à savoir l'esprit même des religions et du mystique, veut être examiné lui-même sous deux faces, le côté sentimental et le côté intellectuel. C'est au point de vue intellectuel que nous avons considéré l'hypothèse religieuse primitive comme un essai de science primitive par laquelle l'homme supposait le problème résolu pour essayer de pénétrer le mystère de l'univers. Mais il y a plus, et l'élément sentimental existe si bien que certains mystiques y ont voulu voir l'essence unique de la religion ; nous l'avons placé aussi en première ligne sur le fond instinctif primitif en considérant les premières tendances mystiques comme en rapport essentiel avec le besoin primordial de survivance individuelle et spécifique.

« Quiconque a été croyant à un moment de sa vie, dit Revon (1), connaît d'expérience ce sentiment d'une nature si particulière qu'on appelle le sentiment religieux, et quiconque étudie les religions primitives peut observer qu'elles contiennent toutes un effort pour expliquer les mystères du monde, depuis les lois de la nature physique jusqu'à la destinée de l'être humain. La religion est une adoration spontanée en même temps qu'un éveil philosophique. »

Avec le temps apparaît peu à peu, puis éclate aux yeux l'insuffisance des hypothèses premières qui cessent de cadrer avec les autres acquisitions de l'expérience humaine. Un autre idéal est alors proposé, et l'hypothèse nouvelle

(1) *Loc. cit.*, p. 20.

l'emporte d'autant mieux qu'elle satisfait plus complètement à la synthèse des connaissances du moment.

Il s'en faut que l'hypothèse triomphante soit constamment la plus intelligente et la plus relativement logique. Il faut tenir compte des éléments psychologiques divers en conflit (des sentiments, des affinités).

La culture romaine, saccagée dans le flot barbare, fit rétrograder l'idéal chrétien à un monothéisme très mêlé parfois de polythéisme et même de fétichisme déguisé. C'est que la majorité des éléments nouveaux survenus ne pouvait s'élever à une conception plus large de l'idéal religieux ; l'hypothèse théologique dut donc rétrograder pour rester le reflet de la mentalité moyenne du milieu humain nouveau. L'élite fut en partie submergée, une multitude inculte s'éleva au dépend de la moyenne ancienne initiale ; les fruits de l'évolution antécédente parurent compromis jusqu'à la renaissance des idées léguées par les cultures antiques longtemps oubliées.

Les Barbares envahisseurs de l'Empire romain, dit Lebon, devinrent les nations les plus civilisées du globe. Leurs progrès, pour être rapides, puisqu'ils n'ont guère demandé plus d'un millier d'années, n'en ont pas moins suivi une marche ascensionnelle très régulière : l'on peut aisément marquer les degrés entre le Franc brutal et le philosophe grand seigneur du siècle dernier. Ce qui fait que l'évolution s'est accomplie d'une façon aussi prompte et facile à suivre, c'est que les Barbares retrouvèrent et mirent en œuvre tout le fond de la civilisation antique ; et encore, malgré les trésors de science et d'art accumulés par la Grèce et par Rome, l'Europe recula de plusieurs siècles au moment des invasions, et dut repasser par des phases inférieures avant que ses nouveaux habitants pussent s'assimiler les conquêtes intellectuelles des vaincus, et reprendre la marche en avant au point où elle avait été interrompue.

La rapidité d'évolution complémentaire ultérieure peut donc compenser en partie le retard causé par un tel recul.

La loi souveraine de l'évolution, qui transforme toutes choses, n'agit cependant qu'avec une extrême lenteur. « Il a fallu des millions de siècles pour transformer notre nébuleuse en une planète habitable, et des milliers d'années encore pour transformer en un être civilisé le sauvage des temps primitifs. L'homme peut bien troubler l'évolution d'une société, comme il peut troubler celle d'une graine en la brisant, mais il ne lui est pas donné d'en modifier le cours. Les révolutions violentes passent sans pouvoir établir autre chose de durable que les progrès pour lesquels une race était mûre et qu'elle élaborait depuis des générations. Interrompue pour quelque temps, l'évolution naturelle reprend bientôt son cours. Les peuples ne choisissent pas à leur gré leurs institutions et leurs croyances ; la loi de l'évolution les leur impose. » (Lebon.)

Mais il n'y a pas toujours de ces grandes oscillations dans la courbe ascensionnelle de la mentalité humaine vers une conception idéale supérieure de la vie. La progression est souvent régulière et suit une gradation nette. A. Comte en a réuni les grandes lignes en un schéma qui reste toujours juste ; il est simple et en tous cas logique, clair et commode pour classer les états multiples et variés de la mentalité religieuse et mystique.

Quelle que soit l'hypothèse en cours, il est des individus que leurs prédispositions héréditaires, les circonstances du moment, les actions des milieux ambiants (influence de temps et de lieu en un mot) orientent plus particulièrement vers la poursuite de l'idéal.

Dans le domaine religieux, cette concentration de l'activité intellectuelle en elle-même aboutit à une sorte de polarisation imaginative.

Par elle, la fiction se précise et finit par s'évoquer dans le champ de la conscience.

Après une phase intermédiaire d'interprétations mystiques simples et d'illusions à l'occasion d'impressions réelles, s'évoquent de toutes pièces, des images mnémoniques vives. Elles naissent des acquisitions antérieures accumulées et s'enrichissent de toutes les fantaisies de la légende ancestrale et de la croyance ambiante exacerbée par les émotions afférentes à certaines circonstances historiques, particulièrement tragiques ou poignantes. Selon le tempérament cérébral, la dominante sensitive se manifeste alors en déterminant le sens par lequel l'impressionnabilité subjective sera projetée. Selon le cas, le moment, le lieu, la race, le degré d'évolution, le mystique croira toucher, voir, entendre son Dieu. La vue, le plus objectif des sens, objectivera la vision du primitif, du sauvage, de l'enfant ou du délirant d'emblée. L'ouïe, sens plus idéatif en rapport avec le mode d'expression si complexe du langage, vient ensuite dans l'ordre de fréquence des voies d'objectivation des conceptions mystiques. Les divers ordres de sensibilités peuvent isolément ou successivement et simultanément participer au phénomène.

Au plus haut degré de complexité correspond l'activité motrice et en particulier l'articulation motrice parlée, puis enfin l'écriture, comme modes de manifestation centrifuges de la mentalité mystique.

Les visionnaires prédominent dans certaines races et dans certaines religions ; les inspirés à qui les dieux dictent leurs lois viennent ensuite dans l'ordre historique des manifestations du mysticisme. Puis apparaissent les prophètes par la voix desquels Dieu transmet ses avis ou dont la main les transcrit.

Enfin, viennent les messies, dieux eux-mêmes parlant et agissant comme tels, conversant et vivant dans le monde divin dont ils sont les intermédiaires avec le genre humain.

Ces divers ordres de mystiques coexistent d'ailleurs, en fait, en tout temps et en tous lieux, mais en proportion variable.

« Les croyants ayant conçu Dieu, en se servant de l'intelligence et de l'imagination, c'est aux mystiques qu'il appartient de le *percevoir*, de le *sentir* immédiatement présent (1). »

Gerson définit la théologie mystique « une perception expérimentale de Dieu ». Elle n'est autre chose, dit de son côté Jean de Saint-Samson, « que Dieu ineffablement perçu ».

C'est là une « sensation spirituelle » d'un genre spécial, sensation cénesthésique de fusion, d'immersion, qui peut être assimilée à une sorte de *toucher intérieur*, et qui exclut l'intervention des raisonnements et des images.

La vie spirituelle « est un bain d'amour », dit le curé d'Ars. La Mère Marie de l'Incarnation (ursuline) compare l'âme (dans la quiétude) à une éponge plongée dans l'Océan (in *Nuit obscure*, t. II, ch. XXIII).

Les états mystiques s'accompagnent, chez tous les sujets, d'un commencement de paralysie cérébrale (que les théologiens appellent la *ligature*) ; l'exercice des facultés de la réflexion et de toute opération discursive étant suspendu, ils sont comme absorbés et anéantis.

Pendant que sont fermés les yeux du corps, l'âme ouvre les siens dans le mysticisme, selon Plotin. Le phénomène essentiel du mysticisme est alors ce qu'on appelle l'extase, état dans lequel toute communication étant rompue avec le monde extérieur, l'âme a le sentiment qu'elle communique avec un objet interne qui est l'être infini, Dieu.

(1) Montmorand, Etats mystiques, *Revue Philosophique*. juillet 1905.

Dans le mysticisme, dit Delacroix, le penseur sent sa dépendance à l'égard de Dieu et s'efforce d'approfondir le sentiment de cette dépendance.

La mystique devient ainsi la spéculation religieuse conduite par le sentiment, la théologie du cœur.

La théologie devient mystique lorsqu'elle se donne pour fin de préciser le rapport direct de l'âme à Dieu.

Le mysticisme peut être dit spéculatif en tant que construction philosophique, partant de l'infini pour aboutir au réel.

Chaque âme a son histoire, et les « expériences » dont il est question varient à l'infini, suivant les individus. Elles n'en comportent pas moins, en général, une progression régulière et des degrés successifs. D'où la possibilité de les classifier. Bien des classifications en ont été proposées par les mystiques et les théologiens mystiques. Toutes arbitraires en un sens, certaines d'entre elles sont, en outre, inutilement compliquées. La plus rationnelle et la plus simple est celle qu'adopte sainte Thérèse dans son *Château Intérieur*. Elle ramène à quatre les étapes de l'ascension mystique : quiétude, union, extase et mariage spirituel.

Ce serait, dit M. Boutroux (1), se faire du mysticisme une idée incomplète que de le concentrer tout entier dans ce phénomène, qui en est le point culminant. Le mysticisme est

(1) E. Boutroux. *Psychologie du Mysticisme*. Conférence faite à l'Institut psychologique international le 7 février 1902.

essentiellement une vie, un mouvement, un développement, d'un caractère et d'une direction déterminés. A vrai dire, toutes les phases de ce développement ne se présentent pas d'une façon également distincte ou manifeste chez tous les mystiques ; on peut cependant, en comparant les récits des plus grands, arriver à se faire une idée assez nette et assez une de ce qu'est, dans sa forme normale et complète, l'ensemble du développement mystique.

Le point de départ, nous l'avons vu, c'est l'aspiration vers l'idéal dans son sens le plus général (Sehnsucht des Allemands). C'est un état de désir vague, inquiet, très réel et susceptible d'être très intense comme passion de l'âme, très indéterminé ou plutôt très inexplicable dans son objet et dans sa cause, c'est une aspiration vers un inconnu, vers un bien nécessaire au cœur et irreprésentable pour l'intelligence. Un état de ce genre peut, à vrai dire, se rencontrer chez des hommes très divers et avoir des significations très différentes. Chez le mystique, il est profond et durable, il travaille l'âme, et peu à peu celle-ci se fait une idée de l'objet de son aspiration. Cette révélation n'est que le passage de l'idée, de la sphère de l'inconscient à celle de la conscience distincte ; elle constitue la première phase du développement mystique.

La seconde, sera l'effort pour se transformer au dedans de soi-même, conformément à cette idée. Cet effort se traduit nécessairement par une lutte entre les tendances antérieures et la tendance nouvelle née de la polarisation psychique. Bientôt, chez celui qui a persévéré avec une foi solide, le changement poursuivi commence à s'opérer, et la souffrance de la lutte se mélange de satisfaction et d'espoir. L'âme est heureuse de souffrir, sentant que ses souffrances sont fécondes et l'acheminent vers un état d'apaisement et de joie. Peu à peu la joie pénètre et transfigure la souffrance puis s'en dégage triomphante. C'est le second moment.

Il y a, ainsi que l'a observé Janet, des émotions qui calment, après lesquelles des individus ordinairement inquiets, agités, sont parfaitement tranquilles et maîtres d'eux-mêmes. En effet, sous cette influence, le sujet éprouve des sentiments de tranquillité, de force, de certitude.

« Ce qui est particulièrement singulier, c'est qu'il peut éprouver à ce moment des sentiments de bonheur même si l'émotion a eu pour point de départ un véritable malheur. »

De tels sentiments jouent un très grand rôle dans certaines émotions religieuses qui sont excitantes (1). C'est une action tonique qu'on trouve dans la prière comme dans les ravissements de l'extase et qui se fonde sur la conviction en une assistance surnaturelle actuelle. M. Leuba l'a fort bien démontré dans sa belle étude sur la foi (2).

A un degré plus élevé, nous arrivons jusqu'au sentiment de béatitude qui caractérise l'extase ; c'est alors le passage brusque, instantané, de la vie temporelle, mobile, compo-

(1) Janet. *Revue des Idées*, p. 749, 1905.

(2) Leuba. *Tendances fondamentales des mystiques chrétiens*. (*R. Philosophique*, juillet-août 1902.)

sée, imparfaite, à la vie immobile, « une, simple, éternelle, parfaite et divine ; c'est l'extase, réunion de l'âme à son objet. Plus d'intermédiaire entre lui et elle, *elle le voit, elle le touche, elle le possède, il est en elle, elle est en lui.* Ce n'est plus la foi, qui croit sans voir, c'est plus que la science même, laquelle ne saisit l'être que dans son idée ; c'est une union parfaite, dans laquelle l'âme se sent exister pleinement, par cela même qu'elle se donne et se renonce, car celui à qui elle se donne est l'être et la vie elle même. » (Boutroux.)

Quelle valeur logique faut-il attribuer aux connaissances qu'engendre l'expérience mystique ? Nous ne saurions prétendre apporter à l'histoire des doctrines mystiques de nouvelles contributions de détail, ni analyser le mécanisme si curieux de l'imagination et de la sensibilité de ceux qui ont eu l'impression de vivre dans l'immédiate société de Dieu; de nombreux auteurs ont cherché à montrer qu'un enseignement fécond résulte de cette illumination intérieure où nous amène « l'effort généreux de notre liberté, séduite et entraînée par la contemplation de l'idée du Bien (1) » : mais la plupart des auteurs mystiques prennent comme base et point de départ de leur étude les formes supérieures du mysticisme, qui ne sont que l'aboutissant lointain des formes frustes initiales.

Dans leur complexité finale les notions comparables de la

(1) Pacheu. *Psychologie des mystiques*. Oudin, édit., Paris 1901.

connaissance mystique ont entre elles des affinités évidentes, mais demeurent distinctes et ne se recouvrent point (telles sont les notions de l'Absolu et celle du Divin.) « Le concept de l'Infini, dit Recéjac, est un concept métaphysique qui ne s'est introduit qu'après coup dans la représentation que l'homme se faisait des dieux, postérieurement même à l'époque, cependant relativement récente, où des idées morales sont venues donner aux mythes religieux et aux cultes sacrés une signification et une portée qu'ils n'avaient pas jusque-là. Dans la conscience de l'homme religieux d'aujourd'hui, du philosophe pieux, se reflète la critique de Kant et l'agnosticisme spencérien. Aussi ne faut-il point s'étonner si, contrairement aux plus illustres théoriciens du mysticisme, de Plotin à Schelling, certains modérés rejettent formellement l'existence d'une intuition intellectuelle, comparable à l'intuition sensible ; nous ne connaissons rien que dans l'espace et le temps et les catégories de l'entendement ne s'appliquent qu'aux perceptions qu'éveillent dans notre esprit les excitations sensitives ; ce sont là choses que, pour certains. Kant a définitivement établies et en dehors desquelles il n'y a place que pour de vaines rêveries. »

Un état mental qui, comme l'extase, aboutit à l'inconscience, peut-il être une révélation, c'est-à-dire un acte intellectuel ? Si l'on cherche la réponse à cette question chez les mystiques eux-mêmes, on voit que suivant beaucoup d'entre eux l'union avec Dieu se fait *en dehors* de l'intelligence, l'intelligence est *passive*, Dieu est *inconcevable* et *incognos-*

cible. Le mystique *se sent approcher de Dieu*, croit lui être *uni*, *fondu* en Dieu, parce que dans l'extase l'*idée* de Dieu et un *sentiment* d'amour *règnent seuls*.

La croyance que l'extase est une union avec l'absolu, le Non-Moi, la Divinité, repose sur cette conception mystique d'Eckhart et d'autres, d'après lesquels « Dieu est l'Être sans être, un être dont aucun prédicat ne peut être affirmé, un rien, l'infini, l'abîme ». Or, ce rien ressemble assez à l'inconscience où l'extase aboutit ; ce que le mystique cherche dans l'extase, ce n'est cependant pas ce néant, mais la sensation d'apaisement, de bonheur ; le néant tout seul ne serait pas un attrait suffisant pour la passion mystique, aussi l'enveloppe-t-on des hypothèses les plus spécieuses de la métaphysique transcendante.

La « connaissance » mystique n'est pas, à proprement parler, une connaissance, elle n'est, en effet, ni « intuitive », ni « conceptuelle ». Mais c'est, suivant Recéjac, une expérience, un acte pur de la Liberté, qui se saisit elle-même dans le désintéressement et et le sacrifice, et affirme l'absolu par cette *aliénation morale* où le moi se sépare de lui-même et s'oppose à lui-même, en contradiction apparente avec toutes les lois qui régissent la réalité phénoménale. La véritable formule de la connaissance mystique, c'est la formule célèbre de Pascal : « Dieu sensible au cœur ». Sans cette affirmation mystique de l'Absolu, tout s'écroule, même la science positive ; il faut, en effet, par une sorte d'obligation logique, ramener l'universel, c'est-à-dire le scientifique. au nécessaire et le nécessaire lui-même au Bien ; or le Bien ne peut être conçu au moyen des catégories (1).

La béatitude du mystique a des sources multiples, elle provient d'une accalmie intellectuelle, que le mystique obtient en partie par l'organisation et la centralisation de ses pensées et plus particulièrement surtout pendant l'extase, par la réduction de ses pensées.

« Les religions, dit Leuba, combinent très habilement ces deux moyens ; elles offrent une métaphysique qui prétend réconcilier toutes les contradictions et une méthode d'adoration qui circonscrit toujours et parfois détruit entièrement la pensée. »

Pour Leuba, les dévotions ordinaires ne sont qu'un degré affaibli de l'extase : concentration de l'attention sur le Créateur, recueillement pendant lequel le monde extérieur et ses préoccupations tendent à disparaître ; la conscience devient vague, s'engourdit : elle est envahie par des sentiments, si bien que, souvent, l'âme pieuse finit sa dévotion dans un pieux assoupissement, dont elle sort rayonnante et fortifiée.

L'extase, aux yeux de la plupart des psychologues, est une folie transitoire, une forme d'exaltation morbide du sentiment religieux. Ils reconnaissent qu'il est des extases de diverse nature, mais ne se préoccupent pas de les distinguer les unes des autres, « l'état mental restant au fond le même ».

(1) *Essai sur les fondements de la connaissance mystique.* Alc. 97.

Cet état mental consiste en une série de simplifications, en un rétrécissement progressif du champ de la conscience, aboutissant au monoïdéisme et, du même coup, à un état purement affectif, lequel finalement se dissout dans l'inconscience totale.

M. Ribot (1) analysant les phénomènes de l'extase montre qu'elle a un côté négatif, l'anéantissement de la volonté et un côté positif, l'exaltation de l'intelligence ou du sentiment. Il s'appuie, d'ailleurs, sur les propres descriptions des grands mystiques chrétiens.

Suivant François de Sales, sainte Thérèse et Mme Guyon, malgré quelques différences de langage, l'état d'extase est décrit de la même manière, bien que chacun le subdivise en degrés différents. Il y a d'abord un acte volontaire et réfléchi de l'esprit (méditation) et qui consiste à choisir parmi plusieurs autres le sujet sur lequel la réflexion va se faire, puis la concentration a lieu sur le thème choisi, thème qui inclut toujours l'idée de Dieu et de son amour ; cette concentration de la pensée sur un point unique amène un engourdissement des membres, puis un affranchissement des impressions internes et externes, à l'exception de celles qui constituent le côté affectif de l'émotion et du sentiment. Ces dernières croissent, au contraire en intensité et restent, de force, associées à l'idée de Dieu aussi longtemps qu'elles subsistent. Enfin, si l'extase se parachève, l'inconscience

(1) Cf. *Maladies de la Volonté* et *Psychologie de l'Attention.*

totale vient mettre fin à la puissance nue qui survivait toute seule (Leuba).

Pour François de Sales, dans la méditation par laquelle l'oraison débute, l'âme « cherche des motifs d'amour », les tire à soi, puis les savoure. Cela fait, « elle met à part ce qu'elle voit de plus propre à son avancement. »

La méditation considère par le menu les objets propres à nous émouvoir, tandis que la contemplation est une vue toute simple et ramassée de l'objet qu'elle aime. Elle consiste donc en une immobilisation de la pensée sur certaines idées et images choisies à cause des sentiments tendres qu'elles évoquent.

« Tandis que la méditation se fait presque toujours avec peine, travail et discours, notre esprit allant de considération en considération, cherchant en divers endroits l'amour de son bien-aimé, la contemplation a toujours cette excellence qu'elle se fait avec plaisir d'autant qu'elle présuppose que l'on a trouvé Dieu et son saint amour. »

La vie ensommeillée de l'extatique se sent glisser ainsi dans les bras du divin amant, comme un « beaume fondu qui n'a plus de fermeté ni de solidité », elle se laisse aller et écouler en ce qu'elle aime, « elle ne se jette pas, par manière d'élancement, ni elle ne serre pas, par manière d'union, mais elle va doucement, coulant, comme une chose fluide et liquide dedans la divinité qu'elle aime. »

L'extase ne semble donc qu'une variété de l'hypnose, avec laquelle elle ne présenterait pas de différence essentielle :

elle se produit par des moyens analogues (contemplation fixe, suggestion ou monoïdéisme religieux), les mêmes phénomènes de lourdeur, d'assoupissement, de rétrécissement de conscience se produisent plus ou moins graduellement dans l'un et l'autre cas.

Cette succession de phénomènes est bien, en effet, celle qu'envisagent implicitement les théologiens. Ils reconnaissent que l'ordre de génération des états d'âme des mystiques paraît bien être en premier lieu l'idée, en second lieu le sentiment, en troisième lieu l'action ; mais, disent-ils, c'est là une illusion de la conscience immédiate ; en réalité, tout progrès vient d'*en haut*, et c'est le parfait qui, lui-même, crée en nous la disposition même à le chercher et à le désirer ; donc, la fin, l'objet de l'effort du mystique n'en serait le terme que parce qu'il en serait le principe.

« Au commencement est l'action, l'union de l'âme avec Dieu ; puis vient le sentiment, savoir le désir de persévérer dans cette union ou de la rétablir dans son intégrité si elle est diminuée, enfin l'idée abstraite, la représentation en quelque sorte objective dans le miroir de l'intelligence de ce sentiment, ressort intérieur de l'âme (1). »

De là viendrait la quatrième phase de l'état mystique, retour sur la vie antérieure et orientation nouvelle donnée au jugement et à la conduite, selon une vie surnaturelle dont le pressentiment s'est éveillé chez le mystique qui va la réali-

(1) Boutroux, *loc. cit.*, II.

ser. C'est toujours la même pétition de principe déjà invoquée par les métaphysiciens.

La conception du devoir mystique varie d'ailleurs selon les tempéraments, les temps, les races, les religions ; les uns s'orientent vers l'ascétisme, le fakirisme, les états contemplatifs : d'autres, vers des voies plus temporelles et actives, fondent des ordres, des sectes, des schismes, catéchisent, prophétisent, convertissent les milieux à leur idée par un prosélytisme plus ou moins militant.

Toutes choses qui ne se peuvent faire qu'avec la conviction profonde et intense du bien fondé de leurs inspirations et du point d'appui inébranlable de leur révélation extatique.

Ici, le tempérament moteur suscitera les réactions actives militantes, alors que là le tempérament sensitif conduira aux visions contemplatives. Mais, pour tous, le renversement des faits réels ne saurait faire de doute, et ils croient transfigurer la vie naturelle en y infusant le principe surnaturel. Ils prennent ainsi l'effet pour la cause, la conséquence de leurs transes extatiques pour son origine.

Ils se sentent « touchés par la grâce du Créateur vers qui clame le monde du fond de son néant (1). »

Ces états d'âmes mystiques seraient-ils autre chose que des phénomènes purement relatifs et subjectifs. Le fait que des esprits supérieurs s'y soient attachés et en aient pu vivre

(1) Pacheu, *loc. cit.*,

de façon fort élevée, appelle un examen attentif du penseur impartial.

On peut se demander avec Boutroux s'il n'y aurait pas, à côté de la vie consciente individuelle, une vie universelle et impersonnelle aussi réelle ? La personnalité distincte et réfléchie, selon laquelle nous sommes extérieurs les uns aux autres, ne serait-elle qu'un simple phénomène sous lequel se cacherait la pénétration universelle des âmes dans un principe unique ?

A côté de l'existence individuelle, immédiatement visible, n'y en aurait-il pas une autre, inconsciente mais supérieure, sorte d'existence universelle vers laquelle l'homme devrait tendre ?

Ici encore, le mystique paraît prendre ses désirs pour des réalités et le domaine de l'inconscient mis à découvert par ses extases, paraît bien n'être que le fond commun à toutes les mentalités humaines. En ce sens, il y aurait bien communion universelle des individualités humaines dans l'ancestralité de l'espèce comme dans les lois bio-psychologiques générales, mais en dehors de toute intervention surnaturelle.

Une analyse méthodique et détaillée des degrés successifs de l'état d'extase semble bien montrer qu'il n'y a dans ces phénomènes qu'un passage graduel d'activité psychique consciente à l'état passif inconscient.

La contemplation, exercice spirituel par excellence et en même temps premier degré de l'extase consiste, dit Murisier, dans l'envahissement de la conscience par une image maîtresse autour de laquelle tout rayonne. Une représentation, une scène, un tableau (nativité, incarnation, ciel, enfer) occupe toute la place laissée vacante par les images expulsées. L'image une fois fixée, s'établit la fixation du sentiment correspondant ; une parfaite conformité s'établit, en un mot, entre l'état intellectuel et l'état émotionnel (la joie accompagne la méditation de la résurrection, la tristesse celle des souffrances du Christ). Mais bientôt l'extatique atteint un degré supérieur : il s'identifiera avec le modèle choisi. passera par tous les états affectifs attribués à ce modèle ; c'est la période des hallucinations visuelles, auditives, etc., celle où l'extatique, de croyant qu'il était, devient un *voyant*. Cependant les visions s'évanouissent, il ne reste dans la conscience qu'une image isolée accompagnée d'une émotion unique : le monoïdéisme se fait absolu. Cette image isolée ne tarde pas à s'effacer à son tour ; la mémoire l'imagination, l'entendement même se perdent, disent les mystiques, tandis que la volonté continue d'aimer : en un mot l'état devient purement affectif. Enfin vient l'indifférence, la perte du sentiment même de cette indifférence, l'extinction totale de la conscience.

C'est l'extinction de la conscience que MM. Récéjac (1) et Leuba (2) assignent, eux aussi, pour terme à l'extase, la

(1) *Essai sur les fondements de la connaissance mystique.* Paris. Alcan, 1897.

(2) *Les tendances religieuses chez les mystiques chrétiens.* (*Rev. Philosop.*, l. c.).

quelle, aux yeux des psychologues contemporains, correspond, en somme, à une évolution régressive de la vie psychique.

« Dans la psychose extatique, dit Godfernaux, le champ de la pensée se rétrécit progressivement et l'état affectif augmente. Il prend, au début de l'extase, la forme d'une expansion vague portant sur l'ensemble des êtres : le sujet ne s'occupe plus de lui-même pour lui-même ; s'il pense à lui-même, c'est pour se projeter au dehors avec encore plus de force... Ses idées ne s'associent plus entre elles par leurs liens habituels, par leurs rapports de convenance ou de disconvenance réelle et normale. Elle s'associent par un lien tout nouveau et seulement en tant qu'elles sont capables d'être des justifications suffisantes de l'expansion interne.

« Mais nous ne sommes encore ici qu'à la période initiale de la psychose extatique. La pensée, bien que diminuée, persiste, et elle n'a pas un caractère d'anomalie et d'incohérence très évident... Elle va se raréfier de plus en plus jusqu'à disparaître tout à fait.

« Les extatiques de toutes les religions croient avoir trouvé la solution des problèmes dont s'inquiète la pensée des hommes. Mais, en réalité, si l'absolu a été souvent senti, il n'a jamais été et ne peut être pensé. Et l'extase est un envahissement de la conscience par un état affectif pur.... A l'état extrême, toute pensée ayant disparu, le sentiment seul occupe la conscience sous la forme d'un état affectif intense, c'est la perception directe du non-moi.

« Dans cet état ineffable (l'extase), l'âme est devenue sentiment, béatitude sans bornes, et n'est plus rien que cela. Elle éprouve et réfléchit le non-moi dans sa totalité confuse... Mais un pareil état ne saurait durer longtemps ; alors survient cette mort temporaire que les mystiques ont notée. La synthèse suprême se brise et la conscience retourne à sa forme pulvérulente (1). »

Envisagée au point de vue positif, dit Ribot, l'extase est la forme aiguë de l'hypertrophie de l'attention dont l'idée fixe est la forme chronique. Ribot oppose d'ailleurs aux grands mystiques, les extatiques inférieurs.

Comme lui, Montmorand distingue en dehors de l'extase mystique proprement dite, quatre sortes d'extases imparfaites :

a) Celle des philosophes (extase physiologique ;

b) L'extase hypnotique (nirvâna boudhique) ;

c) L'extase cataleptique (phase des sensations stupides de Janet).

d) L'extase hystérique (équivalent psychique d'attaque d'hallucination) (2).

L'extase pure est un état d'idéation intense mais de plus en plus circonscrit : la vie entière est ramassée dans le cerveau pensant, dont tout l'effort se concentre sur une image maîtresse ou sur une idée unique. « Si l'on compare l'activité psychique normale à un capital en circulation, sans cesse

(1) Godfernaux. *Revue philosophique*, févr. 1902.
(2) Montmorand, *l. c.*

modifié par les recettes et les dépenses, on peut dire qu'ici le capital est ramassé en un bloc ; la diffusion devient concentration, l'extensif se transforme en intensif » ; en un mot, « chaque intelligence au moment de l'extase donne son maximum ». Sainte-Thérèse à laissé la description, étapes par étapes, de cette concentration progressive de la conscience qui, passant de l'état ordinaire de diffusion, revêt la forme de l'attention, la dépasse, et peu à peu, dans quelques cas rares, parvient à la parfaite unité de l'intuition ».

Cet état de parfaite unité, disons plus clairement, de monoïdéisme absolu, est du reste essentiellement transitoire.

Quoique d'ordinaire, déclare sainte Thérèse, décrivant ses ravissements, on ne perde pas le sentiment (la conscience), il m'est arrivé d'en être entièrement privée : ceci a été rare et a duré fort peu de temps. Le plus souvent. le sentiment se conserve, mais on éprouve je ne sais quel trouble, et. bien qu'on ne puisse agir à l'extérieur, on ne laisse pas que d'entendre ; c'est comme un son confus qui viendrait de loin. Cette manière d'entendre cesse lorsque le ravissement est à son plus haut degré.

Pour d'autres mystiques qui forment déjà la transition avec les métaphysiciens proprement dits, Dieu n'est en réalité que l'ensemble des premiers principes, senti par le cœur, mais dont la synthèse ne peut se faire que symboliquement. Cette expérience mystique revêt la forme de l'inspiration, lorsque « la conscience de la présence du Divin atteint une extrême intensité, en d'autres termes, lorsque le moi intelligible, la pure liberté s'affranchit, dans le complet désintéressement des entraves de la pensée empirique normale (Marillier). L'inspiration se réduit alors, en fait, à l'évocation, dans l'âme de l'homme religieux, de représentations analogiques de l'Absolu, c'est-à-dire des symboles ; la connaissance mystique devient ainsi l'œuvre de l'imagination « fécondée par l'*afflatus* divin, de la Liberté qui se veut elle-même en voulant le Bien ». Les symboles sont ainsi le seul mode d'expression, soit pour celui qui en est le sujet, soit pour les autres, de l'expérience mystique. Pris en lui-même et débarrassé de toute enveloppe symbolique, l'acte mystique est indivulgable et dans la conscience même du saint, il ne saurait être représenté. C'est sur les symboles que s'exerce alors la pensée discursive, et la dogmatique à laquelle aboutit le mysticisme n'est que l'intellectualisation des représentations imaginatives que des sentiments d'amour ont éveillées dans les âmes.

Lorsque l'imagination mystique atteint une extrême puissance, un *réel dédoublement* se produit dans l'âme de l'homme qui sent Dieu en son cœur : et dès lors apparaissent des phénomènes comme les songes et les voix prophétiques, les stigmates. l'extase, où se manifeste toute la transcendance de la Liberté (pour ne pas dire l'esclavage de l'automatisme) par rapport au moi empirique, mais qui demeurent pleinement subjectifs, et ne pourraient revêtir, qu'en perdant leur caractère moral, une sorte de réalité et de solidité objectives (Récéjac). Résumée en une seule phrase, cette théorie se ramènerait à affirmer que la connaissance mystique est morale en son fond, symbolique en sa forme (Marillier).

Il existe des formes de pensée qui ne contiennent même plus l'affirmation positive de l'existence d'un Dieu et qu'on a coutume d'appeler encore religieuses. et mystiques.

Dans ces conceptions idéalistes, Dieu paraît s'évaporer en un idéal abstrait ; l'objet d'une pareille piété n'est plus une divinité concrète, une personne surhumaine, c'est l'élément divin partout répandu, trame spirituelle de l'univers (W. James).

Les lois, dit Emerson (discours de 1838 à l'Université d'Harvard), s'exécutent d'elles-mêmes. Elles sont hors du temps, hors de l'espace, indépendantes des circonstances. Il réside dans l'âme humaine une justice dont les rétributions sont immédiates et absolues. Celui qui fait une bonne action est immédiatement ennobli ; celui qui fait une action basse est diminué par son acte même. Celui qui dépouille l'impureté revêt par là même la pureté. Pour autant qu'un homme est juste dans son cœur, pour autant cet homme est Dieu ; l'assurance, l'immortalité, la majesté divines, sont entrées, avec la justice, dans son cœur. Quand un homme commet quelque hypocrisie, quelque tromperie, c'est lui-même qu'il trompe ; il perd le contact de son être véritable. Le fond de l'âme se dévoile toujours. Jamais le vol n'enrichit, jamais l'aumône n'appauvrit, le sang répandu rejaillit toujours sur le meurtrier. Dès que le moindre mensonge se mêle à ce que nous disons, soit que notre vanité entre en jeu, soit que nous cherchions à produire une bonne impression, immédiatement l'effet de nos paroles est vicié. Si je dis la vérité, il semble que l'univers vibre à l'unisson et que tout être vivant se lève pour rendre témoignage, jusqu'à l'herbe même dont les racines s'enfoncent sous la terre. Car tous les êtres procèdent du même esprit, qui porte des noms divers, amour, justice ou sagesse, dans ses diverses manifestations, comme l'Océan reçoit d'autres noms quand il baigne d'autres rivages. Dès qu'il s'égare loin de ces fins sublimes, l'homme se prive de tout pouvoir et de tout secours. Son être se rapetisse indéfiniment... il devient un grain de poussière, un atome, jusqu'à ce qu'il aboutisse au mal absolu, qui est la mort absolue. La connaissance de cette loi éveille dans l'esprit ce que nous appelons le sentiment religieux, d'où procède notre suprême bonheur. Pouvoir merveilleux qui enchante et qui entraîne ! c'est l'air des hautes cimes, c'est la beauté du ciel, c'est le chant silencieux des étoiles, c'est le bonheur de l'homme. Grâce à lui l'homme ne connaît plus de limites. Quand il se dit : « Je dois » ; quand l'amour l'avertit et le guide, quand l'esprit d'en-haut lui fait choisir l'action bonne, l'action grande ; alors son âme est remplie des harmonies qui découlent de la suprême sagesse. Alors il peut adorer, et son adoration l'agrandira : car un tel sentiment va jusqu'à l'infini. Toutes les expressions de ce sentiment sont sacrées et immuables en proportion de leur pureté. Aussi nous émeuvent-elles plus que tout au monde. Les vieilles sentences, où cette piété s'est exprimée jadis, ont encore toute leur fraîcheur et tout leur parfum. L'impression unique produite par Jésus sur toute l'humanité, le sillon prodigieux qu'il a tracé dans l'histoire, sont une preuve éclatante de cette sublime influence (1).

La vie individuelle et égoïste, peut-on répondre avec M. Boutroux (2), n'est pas la seule qui existe en nous : si déjà nous sommes secrètement unis les uns aux autres par notre participation commune à la vie de l'esprit universel, il n'y a pas lieu d'établir une incompatibilité entre la vie individuelle et la vie universelle. Elles sont conciliables puisque au fond, dans une certaine mesure, elles sont déjà conciliées. Il serait donc possible en ce cas de dépasser la nature sans sortir de la nature et de rendre aux Méssies de tous les temps le tribut d'admiration qui leur est dû sans y voir des manifestations d'essence surnaturelle mais bien l'incarnation des évolutions ancestrales vers le progrès, combinées aux aspirations collectives supérieures jusqu'alors latentes dans l'espèce.

En ce sens on peut reprendre la définition de Hartmann appliquée à la fois aux mysticismes et à certains états d'extase :

(1) *Miscellantes*, 1868, p. 120.
(2) *Psychologie du mysticisme.*

Ce sont des manifestations de l'inconscient auxquelles sont dus les sentiments, les pensées et les désirs qui remplissent à certains moments la conscience.

Ce sont encore les messages subliminaux de Myers, que le subconscient fait surgir dans le conscient.

CHAPITRE III

Classement des conceptions religieuses et mystiques.

Les idées religieuses peuvent être classées au point de vue théologique ou psychologique. — Elles se réfèrent à la vie affective et intellectuelle tout ensemble. — Classifications d'Höffding, de Ribot, de Tolstoï, d'Heckell, d'A. Comte, etc. — Opinions de Fontenelle et de H. Spencer.

Comment classer les états mentaux mystiques et les conceptions religieuses sur lesquels ils ont pu se greffer ?

Leur multiplicité et leur variabilité extrêmes ne sont pas un obstacle à leur groupement par catégories logiques.

Conformément au point de vue auquel nous nous sommes placés dès le début de ce travail, nous inclinerions à adopter une classification des phénomènes psychologique d'ordre religieux, suivant l'ordre de complexité progressive conforme tout à la fois à l'évolution générale (physique et psychique, individuelle et spécifique), et à l'histoire comme à la psychologie comparée.

Les meilleures classifications ne valent, en effet, que comme synthèse générale et provisoire de nos acquisitions.

Mais, avant d'arriver à la classification que nous croirons

devoir suivre pour l'exposé des faits principaux, examinons quelques-uns des principes des autres classifications proposées.

Les auteurs mystiques, on l'a vu, opposent les sphères affectives aux sphères intellectuelles et rattachent exclusivement le mysticisme et l'origine des religions aux premiers, alors que les rationalistes voudraient les relier à l'intelligence seule : d'autres admettent les deux ordres de phénomènes parallèles ; comme dit M. Delacroix (1). on se trouve en face d'un double courant :

1° Le courant psychologique qui met l'accent sur la vie intellectuelle dans l'explication de la conscience humaine ;

2° Le courant théologique qui met l'accent sur la vie affective dans l'explication de la conscience religieuse.

Il faut donc distinguer, dans toute croyance religieuse, un élément intellectuel et un élément affectif. Le second ayant une importance prépondérante. C'est sa présence qui distingue une religion au sens précis du mot, d'une philosophie religieuse.

L'émotion religieuse, selon Ribot, qui tend à devenir une émotion intellectuelle, est originairement une émotion complète. Elle a les mêmes accompagnements physiologiques que les autres émotions sthéniques ou dépressives ; elle s'exprime au dehors par des gestes et des actes (Rites).

L'évolution affective est marquée par la prédominance

(1) *Revue germanique*, mars-avril 1905.

graduelle des sentiments d'amour envers les dieux sur les sentiments de crainte et par la fusion du sentiment moral et du sentiment religieux, primitivement distincts.

L'évolution intellectuelle finale de la religion se caractérise : par la conception toujours plus précise d'un ordre cosmique, d'abord physique, puis moral ; enfin, par la marche progressive d'une multiplicité presque sans bornes à l'unité, processus qui résulte de l'aptitude croissante à généraliser et à abstraire, et qui n'est pas rigoureusement lié au premier.

La vie religieuse est affaire de vie affective, dit Starbuck. L'individu est fondé sur le sentiment, dit James. Les psychologues de cette école substituent ce qu'ils appellent le point de vue de la vie au point de vue de la connaissance. « La religion n'est pas une tendance à connaître, mais une tendance à être ; l'élément poétique rejeté, le sentiment religieux demeure, dans sa composition fondamentale, un sentiment d'insatisfaction, de malaise, d'imperfection morale, de péché, accompagné d'une aspiration à la satisfaction, au bien-être, à la paix de l'unité, un état affectif, en un mot.

« Les croyances religieuses, les dogmes sont le produit de cet état affectif ; ils proviennent de la réflexion de l'individu sur son expérience religieuse et constituent un effort pour exprimer cette expérience en termes d'intelligence. » D'où il suit que, « si le support de la vie religieuse est non point tel ou tel sentiment, éphémère et qui ne marque qu'un moment de l'évolution de l'individu et de celle de la race, mais le sentir lui-même, c'est-à-dire ce qu'il y a de fondamental en nous, la religion est une expression de la personnalité, expression directe par sa teneur affective, indirecte par sa teneur intellectuelle. Elle est « en termes de personnalité » ; elle résume et condense l'expérience subjective, le monde subjectif ; le monde objectif de la science peut être immense, mais il n'est qu'une transcription abstraite, qu'une expression symbolique de nos sensations. » (Höffding.)

Les différents types de philosophie religieuse se ramèneraient à six pour Höffding (1).

1° Le premier est caractérisé par l'aspiration au repos, à la délivrance de soi-même : il comprend les âmes troublées et divisées par l'incoordination des tendances et l'instabilité des sentiments : elles sentent sous la forme d'une détresse intérieure, d'une caducité radicale, leur disproportion d'avec leur idéal et leur dépendance des besoins sensibles ; elles se sentent dans la vie comme dans un élément hostile et étranger qui les envahit et les pénètre et qu'il faut refouler d'abord.

2° Le deuxième type est caractérisé par un développement interne et continu qui se sent en harmonie profonde avec le terme auquel il aspire : c'est une énergie débordante et joyeuse pour qui le repos est la suite de l'action et non pas la suppression de la douleur et de la division. Ce sont des âmes expansives, positives, qui répondent assez bien au « once-born type » de James, de même que le premier groupe répond assez bien au « twice-born type » de l'âme malade et déchirée.

(1) *Religions et philosophies.*

3º Les deux formes semblent s'unir et se concilier, autant du moins qu'il est possible, dans un troisième type qui repose sur un sentiment de désharmonie dont l'âme triomphe, par la confiance même qu'elle a de pouvoir triompher ; cette foi donne à la vie, quelle que soit la contradiction qu'elle renferme, une valeur positive ; telle est, par exemple, la foi luthérienne.

4º Quatrième type : Rôle prépondérant joué par l'élément intellectuel et esthétique : c'est ici une conception d'ensemble de l'univers et l'individu trouve le repos dans cette contemplation.

5º Cinquième type : L'individu peut adhérer purement et simplement à une autorité, renoncer à se faire une expérience directe et personnelle et se fier en somme à l'expérience d'autrui (*fides implicita*).

6º Enfin le type *Krampfartig*, qui se cramponne à un postulat comme à un moyen de salut et fait un saut dans l'absurde (Pascal, Kierkegaard). Entre ces types individuels, très nettement tranchés, il va de soi qu'il y a une foule de nuances intermédiaires.

Delacroix ramène tout à deux grands types de religions, « le premier est caractérisé par le besoin de s'élever au-dessus de la lutte du changement et de l'opposition, par l'aspiration à la délivrance de toute division et de toute diversité (religion indoue, néoplatonisme, mysticisme). Le second prend la vie comme un combat entre le bien et le mal ; c'est une forme dualiste, mais où l'un des deux éléments en présence a une valeur positive ; tel est par exemple le christianisme. Entre ces deux formes on peut distinguer encore de nombreux intermédiaires.

Pour Tolstoï (1), être religieux ce n'est pas seulement croire que la vie humaine a un seul but, c'est considérer la vie à travers ces catégories : l'éternel, l'absolu, l'idéal.

On estime actuellement à 1.500 millions la population du globe. Dans ce nombre, on compte 500 millions de disciples de Confucius, 100 millions de Laotsistes (Lao-Tse) ; 300 millions de chrétiens ; 170 millions de mahométans ; 160 millions de brahmanistes ; 270 millions de bouddhistes ; les autres n'appartiennent pas à ces religions.

Tolstoï les groupe en deux.

<table>
<tr><td>A</td><td>Religions orientales basées sur la doctrine des Brahmanes et des Vieux-Chinois, six siècles avant J.-C.</td><td>Bouddha.
Lao-Tseu.
Confucius.</td><td rowspan="2">Tout cela, après 500 ans, s'unit dans le Christ. écrit Tolstoï</td></tr>
<tr><td>B</td><td>Religions occidentales basées sur la doctrine égyptienne et persane.</td><td>Prophètes Juifs.
Zénon.
Socrate.</td></tr>
</table>

(1) *Revue de Belgique*, juillet 1905, Tolstoïsme. (*Le sentiment du divin*, par M. Hébert.)

« Il existe des milliers de superstitions et plusieurs doctrines, mais il n'y a qu'une seule foi entre toutes ces doctrines. Il est faux de dire qu'il y a un grand nombre de religions diverses, des milliers et plus ; il y a des milliers de superstitions et non des milliers de religions ; quant aux doctrines, il n'y en a pas des milliers, pas même des dizaines, et toutes se ramènent à une seule religion. seulement exprimée d'une autre façon. Il n'existe actuellement dans le monde entier que six doctrines religieuses professées par la grande majorité des hommes. » (Doctrine chinoise de Confucius ; Doctrine de Lao-Tse ; Doctrine Brahmane : Doctrine Bouddhiste ; Doctrine hébraïque ; Doctrine chrétienne ; le Coran ne serait qu'une association des deux dernières). Elles tendent à se confondre toute en une seule, suivant Tolstoï.

Pour le développement des conceptions religieuses et mystiques, comme pour tous les autres ordres de développement il n'y aurait en effet qu'un seul mode naturel et logique d'évolution. L'évolution de la mentalité religieuse individuelle repasserait toujours par les mêmes phases que l'évolution mentale historique. Les régressions mentales individuelles et collectives confirmeraient à leur tour cette grande loi. L'observation des arrêts de développements ou des rétrogressions pathologiques viendrait enfin comme corollaire des données précédentes. L'involution psychique morbide ou sénile parcourrait, en retour et en sens contraire. les stades précités. En sorte que chez le primitif, chez le sauvage, chez l'enfant, comme chez le dégénéré, l'incomplet, l'aliéné, le dément, le sénile, on retrouverait tous les équivalents intermédiaires entre les états mentaux religieux les plus frustes et les plus affinés.

Il est d'observation vulgaire d'ailleurs, que dans un groupe social quelconque les niveaux mentaux les plus divers sont représentés. C'est le myxothéisme d'Heckel où se trouvent représentées les phases diverses de l'évolution religieuse passant du polythéisme au triplothéisme, puis de l'amphithéisme au monothéisme. Ce dernier évolue suivant le monisme du Dieu extramondain au Dieu panthéiste intramondain.

Aussi cette diversité de niveau se reflète-t-elle dans les conceptions éminemment hétérogènes sous lesquelles la croyance générale commune est interprétée par chacun.

Toutes les religions, suivant A. Comte, se ramènent à trois types, que l'on peut considérer comme les trois phases régulières de l'évolution religieuse générale : fétichisme, polytéisme, et monothéisme. Entre les trois, existent des combinaisons intermédiaires et des types multiples de transition : aussi est-il parfois fort difficile de rattacher une croyance déterminée à tel type, et de la déclarer, *a priori*, supérieure ou inférieure à telle autre. Cependant, d'une façon générale, cette progression des croyances religieuses est juste et confirmée par la science ethnographique, linguistique et psychologique moderne.

Toutes les religions, depuis la plus grossière jusqu'à la plus élevée, reposent également sur la tendance qu'ont les hommes à animer tout ce qui leur est extérieur, à prêter à tous les objets une vie à l'image de la leur, avec ses fonctions, ses besoins, ses désirs et ses passions.

Plus cet animisme embrasse d'objets, plus il se matérialise, plus les dieux sont nombreux, et plus la religion est primitive. Le sauvage prête ses idées, ses sentiments, sa volonté à des pierres, à des morceaux de bois, à des arbres, à des animaux ; c'est le naturisme initial.

Plus tard, l'esprit humain s'éclaire quelque peu, l'animisme se développe par abstraction, les esprits sont conçus comme distincts des objets ; puis cet animisme se restreint et s'élève ; on ne divinise plus que les grandes forces de la nature, et l'on imagine, derrière chacune de ces forces, un être personnel et invisible qui y préside et qui la dirige : on arrive ainsi au polythéisme, dont la hiérarchisation contient en germe le monothéisme final, le Jupiter Olympien préparant au Dieu unique.

« Nous avons été, dit Fontenelle, si bien accoutumés depuis l'enfance aux absurdités de la mythologie grecque que nous avons cessé de nous apercevoir qu'elles sont absurdes... les premiers hommes étaient dans un état de sauvagerie et d'ignorance presque inconcevable, et les Grecs ont reçu leurs mythes en héritage de gens qui se trouvaient en un pareil état de sauvagerie. »

« Regardez les Cafres et les Iroquois, si vous désirez savoir à quoi ressemblaient les premiers hommes, et souvenez-vous que les Iroquois mêmes et les Cafres sont des gens qui ont derrière eux un long passé et qu'ils sont doués d'une science et d'une politesse que ne possédaient point les premiers hommes ».

Plus l'homme est ignorant, plus il croit voir autour de lui des prodiges.

Tel est l'exemple du primitif qui, voyant couler la source, invente la nymphe ou la naïade comme causes.

Les dieux s'améliorèrent en même temps que s'améliorèrent les hommes (Marillier). Les philosophies primitives fixèrent dans la fiction des métamorphoses le zooanthropomorphisme des mythes anciens. Les cosmogonies sidérales avaient de même fixé les premières acquisitions de l'astronomie primitive.

Les traditions populaires du Folklore appliquent encore le conte feérique à la solution des problèmes difficiles.

« Ce n'est point une science de se remplir la tète des folies des Grecs et des Phéniciens, mais c'est de la science de comprendre ce qui a conduit les Grecs et les Phéniciens à imaginer ces folies (Fontenelle). »

« Tant que l'esprit ne s'est fait aucune conception des relations physiques, ou n'en a que de très vagues, un antécédent quelconque peut servir à expliquer un conséquent quelconque.

« Il en est ainsi d'une explication que nous entendons souvent donner dans la société éclairée, à propos d'un fait qui n'est pas familier . « Il est, dit-on, *causé par l'électricité.* » La tension mentale reçoit un soulagement suffisant, dès qu'au résultat présenté par l'observation la pensée ajoute quelque chose avec un nom, encore qu'on ne sache pas ce qu'est cette chose et qu'on n'ait pas la plus faible idée de la manière dont elle peut produire le résultat. Reconnaissant, même en nous, un penchant à accepter toute relation dont on nous affirme l'existence entre une action et une force, pourvu que l'expérience de tous les instants ne le contredise pas, nous n'aurons pas de peine à voir comment le sauvage, avec moins d'expérience et avec des faits groupés d'une manière plus vague, adopte, comme parfaitement suffisante, la première explication que suggèrent les associations familières, et ensuite n'y pense plus. » (H. Spencer, *Principes de sociologie.*)

CHAPITRE IV

Evolution du naturisme à l'animisme.

Eléments émotionnels initiaux du sentiment religieux. — La crainte des éléments déchaînés et de l'inconnu enfanta les cultes naturistes des primitifs et des sauvages. — Dès l'origine, l'animisme se greffe sur le naturisme pour s'en dégager et abstraire peu à peu.

Dans les classifications théologiques comme dans celles des psychologues purs, nous remarquons un trait commun ; c'est celui de la distinction des deux éléments, intellectuel et sentimental, dans la religion et le mysticisme. Or, dans l'ordre d'apparition des phénomènes psychiques, qu'observe-t-on ? Dans la série, comme dans l'évolution individuelle, passant du simple au composé, nous voyons la sphère émotionnelle et sentimentale précéder dans l'ordre d'apparition les manifestations intellectuelles.

Avant de chercher à comprendre les phénomènes, l'homme les a subis en réagissant par tout son organisme des deux façons primitives les plus élémentaires et immédiates, en douleur ou en plaisir.

De là deux sentiments primordiaux, la terreur pour ce qui le fait souffrir et menace sa vie, la joie de ce qui le met à l'abri des dangers et des misères douloureuses, c'est-à-dire l'adoration de ce qui peut assurer son bonheur de vivre.

Or, nous voyons les déités primitives correspondre à ces deux groupes de sentiments, divinités bienveillantes ou redoutables.

On s'habitue aux phénomènes bienfaisants comme on s'accoutume à la santé ; le mal devenant l'anormal, l'exception, est ce qui retient de préférence l'attention du primitif. Les mauvaises années frappent plus que les bonnes ; les actions malfaisantes semblent plus particulièrement marquer l'effet des interventions surnaturelles et ainsi, par degrés, la confiance du primitif cède devant la terreur ; les divinités redoutables semblent dans son esprit l'emporter sur les déités bienfaisantes (Revon).

Il faut reconnaître aussi que, dans sa misère initiale, l'homme primitif dut, selon toutes apparences, courir des dangers et souffrir de misères dont nous ne saurions plus nous faire qu'une très faible idée. Pour lui, la nature marâtre n'offrait qu'un conflit brutal des forces de l'animalité exubérante avec des conflagrations cosmiques rappelant les premiers âges de la formation du globe et ses cataclysmes grandioses.

Les premiers dieux furent donc les eaux, les nuages, les roches dont les cataclysmes naturels mettent en danger l'humanité naissante ; c'est le culte naturaliste.

« Primus in orbe deos fecit timor », a dit Pétrone. Et, en effet, l'homme divinisa d'abord l'objet de ses terreurs, et le culte naquit de la peur : l'homme apprit à craindre ses dieux, avant de les adorer.

Les cérémonies primitives ont toutes pour but d'apaiser une divinité toujours courroucée ; il faut des victimes, des sacrifices, et pour épargner sa vie, l'homme immole celle des animaux ou même de ses semblables.

« Qui dira jamais, dit Lebon, les efforts et les souffrances des premiers hommes pour réaliser les progrès les plus simples ? Faire du feu, labourer le sol pour y semer le grain, assembler quelques mots, se risquer dans un tronc d'arbre sur un cours d'eau, telles furent les découvertes importantes qui illuminèrent peu à peu ces âges obscurs.

« Ces premiers pas accomplis, la marche du progrès s'accéléra constamment. Il a fallu plus de cent mille ans à l'humanité pour arriver aux civilisations les plus élémentaires ; celles-ci ont demandé trois à quatre mille ans pour enfanter les brillantes sociétés de la Grèce et de Rome ; dix-huit cents ans nous ont amenés ensuite où nous en sommes, et au début, l'homme est à peine dégagé de l'animalité primitive, ignorant l'agriculture, les métaux, l'art de se construire des demeures. Réfugié comme les fauves au fond des cavernes, il n'avait d'autres occupations que de disputer sa proie aux bêtes féroces, d'autre industrie que la taille grossière des pierres qui, emmanchées au bout d'un bâton, constituaient ses armes. »

Cette période fut d'une immense longueur, puisqu'elle occupe un âge géologique tout entier, et que, pendant sa durée, la faune, la flore, le climat et l'aspect des continents ont progressivement changé.

Il existe encore des tribus sauvages, qui, tout en admettant deux espèces d'esprits, bons et mauvais, n'adressent ni prières ni sacrifices aux bons esprits ; ils attribuent à leur bienfaisance naturelle les biens dont ils jouissent et ont confiance en leur générosité tandis qu'ils rattachent tous leurs malheurs à l'intervention malveillante des méchants esprits, et adressent à ces derniers exclusivement des sacrifices et des prières (1).

Les méchants esprits sont d'abord et surtout considérés comme insatiables, leur courroux n'est apaisé que par des sacrifices considérables, voire même des sacrifices humains: la prière est brève et courte, c'est l'énoncé pur et simple du désir, que le sacrifice qui l'accompagne est destiné à assurer.

Les Néo-Zélandais s'adressent ainsi: Mange, ô Dieu invisible ! écoute-moi et que cette offrande d'aliments te fasse descendre du ciel.

Les aborigènes de l'Australie reconnaissent l'existence d'une multitude incroyable d'êtres surnaturels qu'ils craignent plutôt qu'ils ne les aiment (2). Les Corondas du Brésil ne reconnaissent aucun Dieu bon, mais seulement un principe malfaisant, qui les tourmente, les torture, les conduit au danger et cause même leur mort. (Lubbock.)

La crainte que ces dieux inspirent aux hommes fait taire

(1) Lubbock, *Les origines de la civilisation.*
(2) Tylor, *loc. cit.*

les autres sentiments humains ; on leur sacrifie tout : richesses, esclaves, on leur sacrifie même les êtres les plus chers.

Les services rendus par les *bons* esprits sont d'ailleurs rétribués de même, et des victimes humaines leur sont immolées quelquefois en signe d'hommage, de soumission, de reconnaissance.

Les sentiments de crainte inspirés aux êtres primitifs par les dangers d'une nature redoutable et par le désir de la conservation, ne trouvèrent pour les tempérer et les régler qu'une intelligence fort incomplète. L'association des idées se faisait alors suivant des analogies extrêmement grossières. « J'ai mis le feu à la cabane de mon ennemi, parce que je le hais », se disait le sauvage ; « la foudre met le feu à ma cabane, donc la foudre me hait ». Dans toutes les forces de la nature, derrières toutes les actions bienfaisantes ou terribles, l'être primitif voyait une personnalité, une volonté, une conscience, semblables à sa propre personnalité, à sa propre volonté d'être actif et conscient.

Il ne distinguait pas même la différence qu'il y a entre l'être animé et la chose animée. Tout ce qui se meut lui semblait doué de vie, et, par conséquent, de vouloir. Le soleil qui se lève, traverse le ciel et se couche ; le vent qui mugit, le tonnerre qui gronde, la mer qui enveloppe la barque et la brise, tout cela était analogue à lui-même qui allait, venait, dormait, frappait ; mais tout cela était plus puissant que lui et se jouait de sa vie. Il fallait donc détourner la colère de ces pouvoirs terribles par des offrandes et des prières, puisque lui-même se sentait capable d'être apaisé par des moyens semblables. (G. Lebon.)

« Ils furent sanguinaires et cruels, les dieux. en ces temps où la force brutale régnait seule sur la terre ; ils s'adoucirent plus tard. Mais comme, au fond de la nature humaine, l'intolérance règne despotiquement, les dieux les plus bienveillants se montrèrent toujours implacables envers leurs ennemis. Néron et Domitien exterminaient les chrétiens au nom de Jupiter ; et plus tard les chrétiens allumèrent les autodafé et massacrèrent leurs frères au nom de leur Dieu d'amour. »

Les divinités distinctes et personnelles ne furent pas conçues tout d'abord par le cerveau des premiers hommes. Les sauvages qui. pour la première fois, voient un fusil lancer la flamme et la mort, se prosternent devant ce fusil. Dans l'ombre épaisse où fut d'abord plongée l'intelligence de l'homme, la terreur, qui lui montrait autour de lui des pouvoirs implacables et surnaturels. le conduisit à mille superstitions, avant qu'il fût capable de concevoir des êtres distincts, ses créateurs et ses maîtres, ayant droit à son adoration (Lebon.)

Le sentiment religieux a précédé dans le monde la naissance des dieux. Ce qui le prouve. c'est que nous voyons encore des sauvages, trop grossiers pour s'élever jusqu'à l'idée d'une divinité, et cependant livrés aux pratiques les plus superstitieuses.

Chez les Australiens et en Afrique, on rencontre des tribus qui n'ont aucune divinité, et qui pourtant croient aux esprits, aux talismans, au mauvais vouloir des forces de la nature.

L'homme primitif, manquant des connaissances les plus élémentaires des lois de la nature. crut voir l'effet d'une volonté agissante et consciente dans tout phénomène naturel : « Son regard empreint de terreur s'attache à toute forme indécise et vague, et découvre un monde de fantômes et d'esprits.

« Esprits des collines, des fontaines, des chutes d'eau, des volcans, elfes et nymphes des bois, apparaissent de temps à autre aux hommes quand ils errent au clair de lune ou qu'ils s'assemblent pour leurs fêtes enchantées. » (Tylor, *La Civilisation primitive.*)

La disparition brusque et mystérieuse de ces apparitions frappe son imagination ; il leur attribue le pouvoir de se rendre invisibles, croit entendre dans tous les bruits de la nature leurs voix mystérieuses et se sent pénétré de crainte à l'idée de son impuissance à lutter contre eux.

Le monde des esprits, enfanté par le cerveau des primitifs, analysé d'après leur origine psychologique. montre deux grandes catégories générales : les dieux nés du germe naturiste et les dieux issus du germe animiste : les dieux précis, liés à quelque objet naturel, et les dieux indécis qui errent (l'abstraction) dans l'invisible ; les dieux de la nature et les dieux esprits. Les éléments de ce second groupe, si vagues qu'ils puissent paraître, veulent cependant être distingués, subdivisés, classés à leur tour. (Revon.)

« Tout d'abord, nous trouvons les esprits naturels, si proches parents des vrais dieux de la nature. En effet, le monde physique, le monde spirituel ne sont pas juxtaposés dans l'imagination primitive ; ils sont entremêlés et souvent confondus.

« Les dieux de la nature étaient parfois des esprits liés à quelque objet ou à quelque phénomène, étroitement, comme l'âme d'un homme à son corps. Mais c'étaient aussi, en bien des cas, des esprits plus larges et plus libres, qui présidaient à tout un département de l'univers. » Ces derniers dieux naturistes, par leur rôle situés dans tels compartiments matériels, n'en sont pas moins des dieux de transition arrivant aux limites même de l'animisme. « Pour franchir cette limite, il ne reste plus qu'un pas à faire, et tout de suite, une nouvelle famille d'esprits s'offre à nous : ceux qui, détachés des choses et indépendants même des régions, ont cependant une fonction déterminée, une mission expresse dans le monde physique. De tels esprits se reconnaissent à ce trait commun qu'on essaierait en vain de les faire entrer dans une des case de la nature. » (Exemple : la divinité japonaise de l'alimentation et du vêtement, sorte de divinité synthétique et utilitaire (1).)

(1) Voir M. Revon, *Le Shinntoïsme*, dans *Rev. de l'hist. des religions*, mai-juin 1905, p. 385.

La foi aux puissances divines qui gouvernent le monde ne suffit pas à l'imagination des peuples livrés à leurs instincts naturels, et ils ont créé une foule d'êtres d'un ordre inférieur, mêlés plus directement aux incidents de la vie ordinaire. Doués de pouvoirs surnaturels, mais limités, bienfaisants ou malfaisants, ces êtres interviennent jusque dans les petits événements de l'existence humaine, ou président à certains phénomènes mystérieux et incompris de la nature élémentaire.

Ils sont nés partout du besoin qu'éprouve l'homme de chercher une cause à ce qui échappe à son intelligence, et cette cause se personnifie aisément en un agent doué de qualités appropriées. De là l'extrême variété de ces êtres imaginaires qui remplissent les sphères du monde inférieur (1).

Après les esprits des phénomènes matériels viennent ce que l'on pourrait appeler les esprits anonymes, les invisibles dégagés de tout lien avec les choses ou les régions et dépourvus de toutes fonctions directrices, mais qui, néanmoins, hantent de préférence la nature, et qui achèvent l'ensemble des esprits naturels.

Si l'on embrasse d'un coup d'œil général les faits relatifs à nos connaissances sur les diverses tribus sauvages, on voit, d'après les témoignages les plus autorisés, que toutes, ou presque toutes les races sauvages reconnaissent l'exis-

(1) Tylor, *loc. cit.*

tence des esprits : on voit, en outre, que ces esprits inspirent toujours la crainte.

Un grand nombre de ces tribus de sauvages, on l'a vu, ne reconnaissent que les méchants esprits, auxquels elles rattachent les causes de leurs maux et de leurs souffrances, et n'ont aucune connaissance de l'existence de bons esprits. D'autres reconnaissent à la fois les deux sortes d'esprits : les méchants esprits, qui se plaisent à nuire à l'homme, et les esprits bons qui se préoccupent de son bonheur.

Ne pouvant lutter contre ces puissances invisibles, à la merci desquelles il se croit toujours exposé, l'homme s'efforce de se concilier leurs bonnes intentions et emploie à cet effet les moyens mêmes qui lui servent dans ses relations avec ceux de ses semblables dont il redoute la force et la puissance : il leur fait des offrandes et leur demande grâce et protection. C'est l'origine du culte : rites, sacrifices et prières.

Entre les esprits naturels et les esprits humains, on peut ranger, avec Revon, une classe intermédiaire : celle des esprits cachés dans les objets fabriqués. « Si le caractère matériel de ces objets les rapproche du monde physique, leur origine artificielle les rattache aussi à l'humanité créatrice. Partout, l'homme primitif divinise volontiers ces ouvrages de sa main : après leur avoir donné la forme, il leur prête une âme ; et, les ayant ainsi doués d'une certaine vie latente, s'ils sont d'une utilité particulière, il leur rend un culte. »

Viennent alors les esprits des objets familiers qui peuplent le logis primitif. depuis les meubles meublants, si rares d'ailleurs dans la hutte antique, jusqu'aux objets personnels qui constituent les principaux trésors de leur possesseur. L'animation de ces objets est, d'une manière générale, d'autant plus nette qu'ils touchent de plus près à la personne vivante.

Des objets artificiels aux actes humains, qui sont eux-mêmes divinisés, la transition est insensible ; elle l'est encore plus lorsqu'on passe des actions humaines à l'homme vivant, que les primitifs adorent aussi en maintes rencontres, et dont le culte, à son tour, prépare d'une manière directe la religion des morts.

Tous ces esprits sans individualité : esprits naturels, esprits indéterminés, peuvent apparaître sous une forme tangible ; c'est alors que le fétichisme va intervenir pour les fixer en des objets précis.

Pour bien comprendre, dit encore Revon, la nature de ce procédé artificiel qui va lier un esprit, d'origine indépendante ou sorti d'une dépendance antérieure, à quelque point d'attache nouveau, il faut observer d'abord une autre conception, tout opposée en apparence, mais qui, néanmoins, mène au fétichisme par le plus droit chemin : c'est l'idée primitive des existences interchangeables et par application, la croyance profonde à des métamorphoses sans fin (1).

« Tout change, dit Ovide, rien ne périt : le souffle vital

(1) Voir H. Spencer, *loc. cit.*, I, 160 seq.

erre d'un lieu dans un autre, anime tous les corps, l'animal après l'homme, l'homme après l'animal, et il ne meurt jamais ; comme la cire docile qui reçoit toutes les empreintes et sous des formes variées demeure toujours la même, l'âme aussi reste toujours la même, sous les diverses apparences des corps où elle émigre. Toute forme est éphémère (1). » Cette doctrine pythagoricienne ne décrit même qu'un côté de la notion primitive qui, chez les anciens Grecs comme partout ailleurs, admet aussi aisément les transsubstanciations que les transformations proprement dites (V. Van Gueepp). En somme, « tout se transpose dans le chœur des êtres : les corps comme les esprits » (Revon).

Rien de plus naturel, pour nos primitifs, que ces transformations perpétuelles des êtres.

L'hypothèse de Herbert Spencer d'après laquelle l'homme inculte, tout en distinguant fort bien l'animé de l'inanimé, aurait été induit en erreur par l'observation de certaines métamorphoses naturelles, au moins apparentes, peut contribuer à éclaircir le problème. Prenons pour exemple le cas des insectes simulateurs, dont le principal moyen de défense consiste à imiter l'aspect d'un objet inerte (2).

Ajoutez l'aisance merveilleuse avec laquelle tel de ces insectes, lorsqu'il se sent menacé, se met en boule et fait le mort un instant pour reprendre ensuite, soudainement, sa

(1) Ovide, *Métamorphoses*, xv° chant.
(2) H. Spencer, *loc. cit.*, I. 165 seq., 190, 202.

forme et son agilité habituelles : comment ne pas croire que, pendant le jour, cette araignée trompeuse « se fait petite », quitte à recouvrer, de nuit, sa vraie nature, celle d'un monstre énorme et dangereux ? Et telle est en effet une croyance populaire japonaise (1). Avec cette façon de voir, point de limites absolues entre les divers groupes : tous peuvent se modifier, se transformer les uns dans les autres.

Vue à travers le prisme de l'animisme primitif, toute la nature subit une vaste anamorphose, les choses prennent des aspects bizarres, inattendus, s'échappent de la normale pour s'égarer à travers les plus étranges vicissitudes ; et bien que les transpositions les plus fréquentes soient, comme on pouvait le prévoir, celles qui touchent surtout au monde vivant des dieux, des hommes et des bêtes illustres, il n'en est pas moins vrai qu'on ne saurait guère chercher un type de métamorphose quelconque sans le découvrir : c'est ce qu'a bien démontré Revon pour les vieux recueils japonais (2).

Les substances et les formes pouvant ainsi varier, et les esprits des choses pouvant par conséquent s'insinuer sans cesse en de nouvelles demeures, il suit de là que les esprits vagabonds peuvent être fixés aussi, et d'une manière permanente, dans un objet de fantaisie choisi par l'adorateur. Si toute chose a un esprit, si tout esprit a la faculté de délaisser son enveloppe visible, et si tout autre objet peut devenir à son tour l'habitat de cet esprit, il est clair que

(1) L. Hearn, *Glimpses of un familiar Japon*, II, 376.
(2) *Rev. de l'hist. des religions*, juillet-août 1905, p. 42-52.

cette absence de relations nécessaires engendrera souvent des rapports artificiels, et que, dans l'immense mêlée où se jouent tant d'éléments divers, matériels ou spirituels, l'instinct religieux pourra nouer à son gré les unions les plus factices. De là le fétichisme. (Fétiche, du portugais *feitiço*, amulette, venu lui-même du latin *factitius*, fait avec la main, artificiel.)

CHAPITRE V

Animisme zoanthropique et anthropolatrique.

Origine et évolution de ces croyances intermédiaires entre l'animisme et le fétichisme. — Culte des morts. — Les esprits dégagés des objets sont considérés comme pouvant être artificiellement unis à des objets choisis par l'homme et suivant sa fantaisie.

Outre les éléments déchaînés et les dangers que la nature offrait à l'humanité naissante, il faut aussi tenir compte de ses conflits avec l'animalité et l'humanité elle-même.

Les hordes chasseresses se heurtèrent aux animaux féroces à qui elles disputaient leurs proies et même leurs antres. Ces animaux furent aussi divinisés par la peur, en attendant que la domestication d'espèces douces et bienfaisantes pût susciter des déifications par sentiment de reconnaissance ; c'est la période de zoolâtrie débutant par la zoophobie et entraînant le totemisme ou parenté mystique avec telle ou telle espèce animale, sorte de trêve ou alliance supposée par rapport à un animal, parfois redoutable, transformé en protecteur auquel la tribu se voue.

Les tribus humaines conquérantes et victorieuses furent elles-mêmes divinisées parfois, pour les mêmes raisons, et les manes des ancêtres envahisseurs, eurent leur culte consacré par la caste maîtresse.

Ainsi les animaux féroces tapis dans l'ombre des forêts prennent peu à peu sur l'autel des temples la place des cailloux informes primitifs, préparant celle d'êtres humains également redoutables.

Les Tarasques, les dragons, les bêtes de Gévaudan, sont remplacés ailleurs par d'autres êtres : actuellement encore au Japon, en Indo-Chine le buffle et les renards jouent le même rôle que nos loups garous, et on y peut observer des folies mystiques avec dissociations de la personnalité et véritables possessions par ces animaux.

Peu à peu le symbole se dégagea de l'idole ; ce ne fut plus l'animal même qu'on adora, mais la force qu'il représentait, la ruse, le courage ou sa protection supposée aux ancêtres favorisés.

Le culte naturaliste tend à prendre fin, l'homme commence à abstraire et à dégager la propriété essentielle de sa figuration matérielle.

Le zoomorphisme n'est bientôt plus que symbolique ; c'est le mode d'expression d'une conception plus élevée, c'est déjà un langage religieux, les dieux commencent à s'humaniser autant au sens littéral que figuré ; les idoles ont encore des têtes d'animaux exprimant telle qualité de la divinité mais le corps est celui de l'homme ou inversement. (1)(Egypte,

(1) J. Vinson. *Les Religions*. Delahaye, 88.

Assyrie, etc...), plus tard l'animal subsiste encore auprès de la divinité anthropomorphe, constituant comme son coefficient, son attribut symbolique.

Derrière l'idole, l'esprit humain place une force distincte dont elle n'est que la forme matérielle, et dont il a dégagé par abstraction la qualité symbolique.

L'âme de l'idole est née, âme dont l'importance l'emporte de plus en plus dans l'esprit de l'homme parvenu dès lors à la phase religieuse de l'animisme.

Les visions aperçues dans les rêves semblent d'autre part faire entrevoir l'existence incorporelle des âmes, et d'un monde invisible permettant la vie d'outre-tombe.

Chez les peuples les moins civilisés, le rêve est regardé comme la visite d'un esprit dégagé de son corps ; les Ojibwa, les Fidjiens, les nègres de la Guinée partagent cette conviction ; ils regardent tous leurs rêves comme des visites des esprits.

Les esprits peuvent être dégagés momentanément d'un corps vivant (sommeil, syncope, léthargie, évanouissement), ou définitivement par la mort ; ainsi peut s'expliquer qu'on voie en rêve des vivants et des morts. Soi-même on agit, on rêve bien qu'inerte en apparence ; c'est donc qu'on agit indépendamment du corps ; et comme on voit en rêve des gens qui ont été vus ailleurs par d'autres, il faut qu'il y ait pluralité d'âme pour un même individu.

La distinction entre les esprits naturels et les âmes des

morts est tout à fait universelle (1). Mais la conception primitive admet aussi des esprits neutres, flottants, dont la physionomie indécise peut s'expliquer notamment par le mélange des deux classes d'esprits dans la nature, surtout aux lieux solitaires et aussi par l'absence d'idées précises sur l'individualité des êtres. Ce dernier trait de l'intelligence des primitifs, a été remarqué un peu partout (2); il constitue un caractère essentiel de leur psychologie, et a pour effet de donner naissance à la notion du dédoublement des âmes (3). D'ailleurs, dans le shinntoïsme par exemple, nous devons ajouter par surcroît, à la catégorie des âmes dégagées par la mort, une autre catégorie d'esprits humains : les âmes détachées pendant la vie (Revon).

Quoiqu'il en soit, le culte des morts, si répandu de toutes parts dès l'origine des sociétés, est l'une des bases fondamentales de la plupart des religions ; ce n'est qu'une des

(1) Voy. Marillier, *Rev. philos.*, t. XLVIII, p. 235 ; cf. aussi Lang, p. 340-348, n. 3, et A. Reville, t. II, p. 215.

(2) G. H. Stout, *Unanalysed individuality as a dominant category in savage thought*, Munich, 1897, et *Rev. d'hist. des religions*, t. XXXV, p. 160 ; Marillier, même revue, t. XXXVI, p. 236 ; Percival Lowell, *The Soul of the Far East*, Boston, 1888.

(3) Revon, dans *Rev. d'hist. des religions*, t. XLIX, p. 142, note, et t. LII, p. 41, n. 2 ; et cf., l'idée des trois âmes de l'homme chez les Chinois, de Groot, *op. cit.*, p. 20, n° 3 et pass., comme chez les Malais, Wilken, Jets over de Schedelvereering by de volken van den Indischen Archipel, et dans *Rev. d'hist. des religions*, t. XX, p. 128.

faces de l'animisme. Il était naturel de considérer comme semblables à nous des esprits qui, durant leur séjour dans un corps, avaient partagé notre genre de vie. On leur prêtait seulement plus de puissance après la mort, avec la faculté de parcourir les airs, de se transporter partout et d'apparaître aux hommes dans leurs songes ; pour peu qu'un événement heureux ou malheureux coïncide avec telle ou telle vision, la conviction surgit, que les esprits exercent, eux aussi, une influence irrésistible sur notre existence.

« Le culte des morts, dit Lebon, a été de tout temps un des plus enracinés dans l'humanité. C'est aussi l'un des plus rationnels et des plus touchants. Sans doute, au début, il fut fondé sur la crainte et les songes firent croire aux hommes que les esprits des morts flottaient autour d'eux pour les tourmenter, surtout s'ils n'avaient pas reçu une assez honorable sépulture. Nous-mêmes, qui ne croyons pas aux spectres, ne voyons-nous pas le lien impérissable et continu qui relie les générations présentes à celles qui ne sont plus, comme à celles qui ne sont pas encore. N'entendons-nous pas retentir en nous cette voix des morts qui dicte d'une façon inconsciente, mais fatale, nos résolutions et nos pensées ; nos progrès sont nés des lents efforts de nos pères. Aussi doit-on admirer l'instinct mystérieux qui, depuis le sauvage antique jusqu'au philosophe de nos jours, a toujours et partout conduit l'homme à s'incliner devant les tombeaux. »

A côté de l'adoration craintive des hommes vivants ou morts, et consécutivement, il faut placer l'anthropolâtrie reconnaissante aux ancêtres bienfaiteurs de la race et même le culte des hommes supérieurs encore vivants. Nous considérons l'anthropophobie comme ayant dû précéder l'anthropolâtrie. Cette dernière est déjà le reflet d'une tradition organisée, d'une hiérarchie mettant le chef hors du contact direct et rapportant à lui un héritage d'acquisition dont l'homme perd déjà de vue l'origine positive.

Ce culte des vivants suppose déjà une générations consciente reconnaissante envers les héros.

Entre les hommes puissants et des dieux, il n'y a pour le primitif qu'une différence de degré, et la distance est vite franchie : le grand homme devient un petit dieu.

L'apothéose des morts peut être parfois précédée par l'adoration des vivants illustres.

Aux premières origines, on dut adorer tous les hommes remarquables qui dépassaient le niveau commun. Les chefs, d'abord : toutes les mythologies en témoignent.

L'adoration des sorciers célèbres et redoutés d'abord pendant leur vie, puis après leur mort, est un hommage tout naturel de l'ignorance à l'intelligence, de même que l'adoration des chefs puissants est un hommage de faiblesse à la force. M. Lang, qui rappelle en ce sens (p. 21) l'opinion d'Eusèbe, soutient cependant(1) que les dieux ne sont pas des sorciers

(1) *Rev. d'hist. des religions*, XIII, 200, p. 113, 385.

divinisés, comme le croit H. Spencer, mais seulement des êtres auxquels on attribue les pouvoirs classiques du sorcier. Les deux thèses sont également vraisemblables et il est facile de les concilier. Au Japon, nous trouvons l'une et l'autre tendance : les dieux sont des magiciens et les magiciens peuvent devenir des dieux (1).

« Les sorciers, les « hommes-médecine » fameux, si souvent confondus avec les chefs eux-mêmes, sont regardés en tout cas avec une profonde admiration religieuse, et leurs successeurs, c'est-à-dire les prêtres, sont encore appelés parfois des « dieux vivants ». Citons encore, dans le même ordre d'idées, les inventeurs des arts, les importateurs de choses utiles, tous les grands bienfaiteurs dont l'intelligence ou l'adresse éveillent la gratitude et imposent le respect.

« Nous retrouvons alors, dans le monde des esprits, à côté de ces mânes superbes, ceux de tous les héros qui jadis, eux aussi, avaient reçu un culte pendant leur vie, de tous les hommes fameux que le prestige impérial a su confisquer depuis en les intronisant dans la dynastie divine, mais dont il n'a pu abolir le vieux renom. Pêle-mêle, tous les aïeux aux prodigieux exploits et tous les grands bienfaiteurs, les conquérants des îles et les civilisateurs du pays, les dompteurs de monstres et les inventeurs, tous les hommes éminents dont la faveur populaire a transmis la mémoire et grandi l'image

(1) Voir Revon, *loc. cit.*, t. LII, p. 34, n° 4.

au cœur des nouvelles générations, reparaissent en triomphe, emplissent la mythologie de leur présence immortelle et se pressent, comme un essaim d'âmes brillantes, éternellement avides de gloire, pour réclamer le culte public qui leur est dû.

En même temps, au-dessous de ce chœur éclatant où s'exalte et revit toute l'épopée nationale, une autre foule d'esprits, plus innombrable encore, vient peupler la terre des vivants. Ce sont les humbles mânes des familles obscures, les morts inconnus qui, par myriades, viennent partout bourdonner autour des pauvres huttes où de pieux descendants ont gardé leur souvenir ; et dans chaque maison, depuis le plus lointain fondateur de la lignée patriarcale jusqu'aux plus récents disparus, depuis le premier ancêtre dont la distance ne fait qu'accroître sans cesse l'autorité usqu'aux derniers parents défunts que la proximité du deuil rend plus chers, tous reçoivent ce culte intime... »

A l'origine, cependant, c'est la peur qui domine : ici encore on craint la contagion, « l'action du semblable sur le semblable » (1) ; et comme le dit très justement M. Salomon Reinach, on redoute et on tue les morts (2).

Le fétichisme est la croyance à ce que les esprits détachés de leur base logique puissent être reliés ensuite à quelque objet anormal. Ce système bizarre, dit Revon, n'est pas un

(1) Voy. Marillier, *Rev. philos.*, XLVIII, 242.
(2) *Rev. d'hist. des religions*, XXXVIII, 79.

mode primitif de la pensée humaine ; il n'a rien de commun avec le vieux naturisme qui prêtait à toutes les choses de ce monde un esprit approprié. Il n'apparaît que comme une croyance secondaire, qui suppose l'animisme et qui en dérive, qui est même l'application la plus ingénieuse de ce dernier principe religieux : car dès qu'il admet l'existence de certains esprits bienveillants, l'homme veut les avoir à sa portée ; et pour obtenir ce rapprochement, le procédé le plus simple n'est-il pas de se fabriquer à soi-même des génies spéciaux, intimes. familiers, en donnant par artifice à quelque objet matériel une vie spirituelle et divine ? La croyance aux métamorphoses vient en aide à ce moyen positif, et le fétichisme s'épanouit aussitôt comme un produit universel de l'imagination primitive (Revon).

Chez les Peaux-Rouges, la mère qui a perdu son enfant le remplace quelquefois par une poupée, qu'elle entoure des mêmes tendresses (1). Cette invention touchante est à l'instinct maternel ce qu'est au besoin religieux, d'une manière plus générale, le fétiche.

« Le fétiche est un objet portatif que le fidèle s'approprie pour s'assurer les services de l'esprit logé à l'intérieur. C'est en quelque sorte un *dieu de poche*. D'où une première distinction à établir entre cet objet divin et une autre espèce d'objets merveilleux, plus ancienne encore, à savoir les amulettes et les talismans. Le fétiche, en effet, est regardé

(1) Voyez Goblet d'Alviella, *loc. cit.*, p. 14.

comme conscient ; et la meilleure preuve, c'est que, s'il joue mal son rôle, son adorateur le bat pour l'en punir (1). »

L'amulette, le talisman, au contraire, sont des choses impersonnelles, douées de certaines vertus occultes, mais qu'on n'adore pas comme des dieux. Cette dernière catégorie d'objets se subdivise à son tour en deux types différents : « l'amulette proprement dite a pour mission d'écarter les influences malfaisantes ; quant au talisman, il exerce son action sur les choses pour en changer la nature ou le cours. Amulette et talisman se touchent d'ailleurs de fort près, se rejoignent bien souvent sur une limite indécise ; et finalement, comme tous deux recèlent des forces qui ne demandent qu'à prendre conscience d'elles-mêmes, ils tendent à devenir parfois de véritables fétiches dans l'esprit de leur possesseur. »

(Par un progrès normal dont les documents de M. Revon donnent la vision très claire, l'amulette ou le talisman peuvent devenir des fétiches, et même des fétiches nationaux.)

Nous arrivons ainsi aux fétiches proprements dits, c'est-à-dire aux choses magiques animées. Ces fétiches sont des objets qu'on personnifie parce qu'on les regarde comme la demeure d'un esprit : examinons donc l'esprit, puis sa demeure. Quel peut être l'esprit ? Un esprit quelconque, soit indéterminé, soit déterminé, et, dans ce dernier cas, soit naturel, soit humain.

(1) Revon, *loc. cit.*, p. 53.

Dans la plupart des cas, ce sont des esprits naturels qui viennent hanter les fétiches.

Supposons qu'un coquillage soit vénéré parce qu'il rend le bruit de la mer : la voix de ce fétiche serait, sans contredit, la voix même de la nature. Cette conception se retrouve dans les récits primitifs japonais (1). Même variété d'ailleurs dans l'origine des esprits fétiches chez les Polynésiens, les Sibériens, etc... (2).

Les simples talismans dont l'énergie intime finit par être divinisée suffisent amplement à l'établir.

De même que certaines vertus des plantes conduisent à les diviniser, de même, dans un ordre d'idées moins général, les propriétés physiques d'un talisman mènent tout droit à son adoration comme fétiche.

Mais, en d'autres cas aussi, ce sont des esprits humains qui vont animer les choses. Revon en donne pour preuve la vieille coutume de mettre une perle ou un joyau dans la bouche des morts, afin de recueillir leur âme et de la fixer sur un soutien précieux.

Au Guatemala, quand mourait un grand seigneur, on lui mettait aussitôt une pierre précieuse dans la bouche, soit après la mort, soit même avant, pour recevoir son dernier soupir. Au Mexique, on plaçait à côté du cadavre une perle qui devait lui servir de cœur, c'est-à-dire d'âme, dans l'au-

(1) Voir Revon, p. 62, n° 4.

(2) Voy. Goblet d'Alviella, dans *Rev. d'hist. des religions*, XII, 15, 16.

delà (1). La même pratique se retrouve dans certaines coutumes anciennes japonaises et chinoises (2).

Depuis les Romains jusqu'aux Chinois (3) cette coutume met surtout en relief l'éternel désir d'assurer « cette vie obscure et indéfinissable qui recommence dans la tombe », de perpétuer l'existence du fantôme.

Toutes sortes d'esprits peuvent donc se loger dans les fétiches ; et inversement ces esprits peuvent s'introduire dans toutes sortes d'objets. En effet, peut devenir fétiche toute chose mobilière et susceptible d'appropriation. « Il faut et il suffit que l'objet soit transportable et qu'on puisse s'en faire un dieu particulier : peu importent ses autres caractères. Dans le fétichisme japonais, les objets les plus disparates sont choisis et élevés à cette dignité de petits dieux pour les motifs les plus divers. Ce sera tantôt en raison de leur matière. comme les pierres précieuses ; tantôt en raison de leur forme, comme tel caillou qui offre l'aspect d'un animal ; tantôt en raison de leur couleur, comme les joyaux rouges ou blancs, reflets de l'éclat solaire ; tantôt en raison de quelque propriété secondaire, comme le son

(1) Références dans H. Spencer, I, 432.

(2) Mesures prises, en 646, par l'empereur Kôtokou pour mettre un frein aux dépenses exagérées qu'entraînaient les funérailles ; entre autres prohibitions, à l'appui desquelles le souverain invoque l'exemple d'un prince du « Pays occidental », se trouve justement celle de « déposer dans la bouche du mort des perles ou des pierres précieuses ». (Revon. p. 61.)

(3) Pline, *Hist. nat.*, XXXVII, ch. 10, de Groot, 369, 385.

étrange d'un certain luth. Ce pourra être aussi à cause des circonstances dans lesquelles ils furent découverts ou importés ; ou à cause des services qu'ils pouvaient rendre à leur maître ; ou à cause de la gloire qu'un possesseur illustre fit rejaillir sur eux ; ou à cause du rôle brillant qu'ils avaient joué dans la mythologie nationale. D'une manière générale, c'est surtout en tant qu'objets insolites qu'ils seront adorés, parce que l'étonnement et l'admiration sont des sentiments qui mènent droit au culte. » On peut tenter le groupement de ces fétiches en catégories. Nous trouvons tout d'abord les objets naturels, et en première ligne, parmi eux, les fétiches d'origine minérale. « Les pierres, en effet, solides et durables, sont un élément favori du fétichisme indigène ; surtout les pierres précieuses, que nous pouvons ranger avec les objets naturels, parce qu'ici la valeur de la matière, bien que d'ordinaire peu élevée, l'emporte cependant sur celle d'un travail grossier. Ces pierres précieuses composent les fameux colliers qu'on voit étinceler, qu'on entend tinter à travers toutes nos légendes, et qui souvent deviennent des fétiches certains ; d'autres fois elles apparaissent, isolées, avec le même caractère, comme dans le groupe illustre des grands trésors d'Idzoushi, où divers joyaux tiennent le premier rang. Mais pas n'est besoin de gemmes recherchées pour obtenir l'adoration primitive : les pierres communes suffisent, et une pierre blanche quelconque peut être prise comme dieu par un village entier. »

Viennent ensuite les fétiches d'origine végétale : un arbre

d'aspect bizarre. une racine étrange ; et les fétiches d'origine animale, enfin : une perle éclatante, le plus souvent, mais au besoin aussi une simple chenille. Après quoi, il ne reste plus que l'homme, dont les reliques s'ajoutent aux fétiches précédents.

CHAPITRE VI

Du magisme au monothéisme.

Le magi-fétichisme dérive du symbolme primitif. croyance à l'asservissement des entités animiques suivant certaines formules qui symbolisent déjà la notion naissante de loi. — Passage de l'incantation conjuratrice magique à la prière, hiérarchisation progressive du polythéisme issu de l'animisme affiné et acheminement vers le monothéisme et la phase métaphysique finale de l'évolution mystique.

De la multiplicité même des abstractions animistes devait résulter une sorte de pléthore de divinités. En même temps les progrès de l'empirisme humain et la consolidation des groupements sociaux rendaient l'homme moins dépendant des vicissitudes courantes.

Il en dut résulter, d'une part, que des phénomènes autrefois redoutés devinrent anodins ou furent palliés par la prévoyance et l'industrie humaine. Les sécheresses et les famines consécutives diminuèrent avec les progrès de la culture et des irrigations prudentes. Les divinités de la sécheresse et des pluies et tout l'attirail des pratiques rituelles correspondantes durent s'éteindre de ce fait pour ne citer que cet exemple.

Elles firent place à la divinité personnifiant les crues fluviales et le réglage des canalisations et barrages ; c'est ce que l'on vit en Egypte ; mais ici on voit une initiative humaine géniale remplacer, dans le culte public, les hasards problématiques des saisons.

Cependant celles-ci, étudiées et observées méthodiquement par les prêtres, sont prévues dans leur cycle précis et schématisées en des formules géométriques ou mathématique naissantes qui commandent les fêtes anniversaires des crues et les opérations d'irrigations. Il semble que l'homme ait asservi ses nouveaux dieux et les rive à des lois déterminées. Le vulgaire prend pour la conséquence des formules ce qui en est la raison. Il méconnait que c'est l'observation patiente seule que les formules résument, en reflétant des lois phénoménales préexistantes, quoique longtemps méconnues et ignorées. Les chefs-d'œuvre de l'industrie primitive (armes, outils, inventions) et les grandes règles sociales nouvelles furent volontiers rapportées aussi à des interventions surnaturelles et surhumaines.

Le progrès, au lieu d'être conçu comme une meilleure compréhension des phénomènes et une adaptation progressive, fut considéré comme une révélation merveilleuse.

La croyance aux enchantements grandit d'ailleurs la valeur d'une arme bien trempée, sortie des mains d'un forgeron habile. Les heureux possesseurs de l'objet se trouvent plus forts de leur conviction mystique, et leur prestige, aux yeux des autres, grandit aux dépens de leurs ennemis intimidés. Certaines idoles ou fétiches assuraient l'invulnérabilité à qui en avait la possession matérielle.

Toute une grande classe d'esprits se trouve désormais asservie aux divers besoins de l'homme. Cette conception nouvelle, une fois née, on peut dire qu'une foule de divinités d'ordres inférieurs se trouvent, en quelque sorte, domestiquées et à sa merci.

La loi de l'offre et de la demande devait faire naître la confection artificielle des fétiches, amulettes et talismans en quelque sorte à volonté. Les féticheurs et magiciens l'assurèrent.

Les uns et les autres, en effet, sont considérés comme en possession des lois secrètes auxquelles les divinités elles-mêmes sont soumises ; grâce à cette connaissance, ils peuvent fournir à l'homme l'indication des moyens propres à faire, en quelque sorte, la divinité prisonnière de ses caprices et de ses désirs. Celle-ci, dans certaines conditions données, est considérée comme contrainte par l'homme à se plier à ses fantaisies.

« Par religion, dit M. Frazer, j'entends une propitiation ou une conciliation de pouvoirs supérieurs à l'homme, qui sont censés diriger ou contrôler le cours de la nature et de la vie humaine (1). » Il faudrait, pour plus de précision, ajouter : et sont conçus comme capables d'accorder ou de refuser à leur gré leur concours.

(1) Cf. Frazer. *Golden Bough*, I, p. 15, 63, 67.

BIBLIOTHÈQUE ... IMPRIMÉS

Là, en effet, se trouve la seule distinction solide et objective entre la magie et la religion : le rite magique contraint, le rite religieux concilie.

Le magicien prétend commander aux dieux comme aux simples démons et aux éléments ; le prêtre n'attend rien que de la bonne volonté des dieux qu'il s'efforce de fléchir.

Sans doute, et il fallait bien s'y attendre, il n'est pas de religion qui n'ait accepté et conservé d'une manière plus ou moins officielle un grand nombre de pratiques magiques, pas de religion où l'eau bénite, les scapulaires, les reliques et autres amulettes ne trouvent leur emploi.

Bien plus, un même rite peut, suivant les points de vue, être considéré comme magique ou religieux, ou plutôt présenter un mélange indissoluble de magique et de religieux. Le sacrifice des Robigalia, où l'on immolait des chiens roux pour obtenir que les moissons parvinssent à la maturité dont cette couleur est le signe (*rufæ canes immolabantur ut fruges flavescentes ad maturitatem perducerentur* (Festus), était religieux, si l'on considère l'offrande comme moyen de fléchir les dieux, magique si l'on considère les effets attendus du rapport sympathique entre la couleur de la victime et celle de la moisson demandée. Mais cela n'enlève rien à la valeur de la distinction, et prouve seulement l'intime pénétration du magique et du religieux.

On a souvent insisté, dit Fossey (1), sur les différences qui

(1) *Magie assyrienne*, p. 136, Leroux, 1902.

séparent la magie de la religion, et les religions officielles, romaines ou chrétiennes, ne se sont pas fait faute de poursuivre ce qu'elles considéraient comme une concurrence déloyale. Une des distinctions le plus souvent proposées est que la magie a recours aux démons, tandis que la religion s'adresse aux dieux.

Une seconde différence, qui n'est guère qu'une conséquence de la première, c'est que la magie est un art illicite, tandis que la religion est une fonction régulière et légitime de l'organisme social.

Ces distinctions ne sont pas applicables à la magie primitive. Dans toute magie, il y a une grande quantité de rites qui agissent par eux-mêmes, et sans l'intervention d'aucun esprit bon ou mauvais (1).

Les religions étrangères et défendues ont été souvent persécutées sous le nom de magie. Pline a pu compter parmi les mesures prises contre la magie les décrets de Tibère contre les Druides (2).

(1) « La magie assyrienne, par exemple, ne connaît les démons que pour les combattre, tant est effacé le rôle des démons bienfaisants. Bien plus, quand elle n'agit pas directement, c'est plutôt aux dieux qu'aux démons qu'elle fait appel, et elle prétend utiliser la puissance des dieux les plus élevés du panthéon assyrien. Elle pouvait le faire sans sacrilège, et elle n'était nullement considérée comme un art réprouvé et illégal. Les magiciens figuraient dans les cérémonies officielles, les rois les employaient officiellement, et c'est dans la bibliothèque d'un roi que les incantations parvenues jusqu'à nous étaient conservées. » (Fossey, l. c.)

(2) *Histoire naturelle*, XXX, 1, 1.

C'est là une conception particuliere qu'on ne saurait prétendre imposer comme criterium. Il faudrait en conclure que ce qui est religion en deçà des frontières est magie au-delà. Le christianisme sous Domitien était considéré comme une magie, et le jour où il triompha, ou, de persécuté, il se fit persécuteur, il n'en conserva pas moins officiellement un grand nombre de rites proprement magiques.

La magie est le pouvoir de commander aux choses et d'en modifier le cours par une formule appropriée, c'est par un pouvoir magique que les dieux agissent sur les objets. Mais les magiciens dépositaires de leurs procédés révélés, s'ils n'emploient pas des moyens naturels, ont recours à la magie ; par exemple, s'ils ne croient pas leurs armes suffisantes pour leur assurer la victoire, il tentent d'anéantir leur adversaire par quelque imprécation magique.

La parole est par excellence l'instrument des dieux : il semble qu'elle convienne mieux que l'effort musculaire à la haute idée qu'on se fait de leur puissance ; les hymnes célèbrent le pouvoir irrésistible de leur parole ; c'est par elle qu'ils contraignent les êtres animés et inanimés à servir leurs desseins ; bref, ils font presque exclusivement usage des rites oraux de la magie.

Le pouvoir des dieux n'est donc pas essentiellement différent du pouvoir attribué aux magiciens, et, tant que l'homme se borne à le capter et à l'utiliser au moyen de l'incantation, il n'y a pas à proprement parler phénomène religieux, mais magie indirecte ou à deux degrés.

Dans les pays où l'antagonisme entre la magie et la religion s'était développé, les dieux étrangers exclus par la religion officielle allèrent naturellement grossir le panthéon magique, en même temps que des rites religieux, plus ou moins déformés, s'ajoutaient au rituel magique. C'est un phénomène qui s'observe surtout dans l'histoire de la magie gréco-romaine et de la magie européenne du moyen âge, et qui s'explique très bien par l'absorption incomplète des religions du monde méditerranéen dans la religion gréco-romaine et la survivance des divinités païennes après la conversion de l'Europe au catholicisme. Mais l'apport des religions étrangères, si considérable qu'il ait été, n'est que secondaire, au moins chronologiquement. A Rome, comme à Babylone, la magie existait avant toute importation étrangère, et suivant toute vraisemblance, vécut longtemps sans persécution à côté de la religion.

Il y avait en Assyrie trois catégories de prêtres attachés aux rites magiques : les théosophes, les conjurateurs et les exorcistes. Les théosophes avaient pour mission d'évoquer les dieux et de les rendre favorables aux entreprises humaines. C'était par l'accomplissement de cérémonies religieuses, par des prières et des cantiques qu'ils sollicitaient la divinité. A cette partie du culte magique se rattachent les beaux psaumes assyro-chaldéens qui ont servi de modèles aux Hébreux.

(1) « En dehors des prières, des formules d'exorcisme propres à éloigner le démon, l'officiant procédait à une sorte de confession

Les conjurateurs étaient chargés de protéger les hommes contre les démons ; ils y employaient les prières et les amulettes.

Les exorcistes intervenaient lorsqu'on supposait qu'un homme était en la possession d'un démon, qu'un sort lui avait été jeté, ce qui se manifestait le plus souvent sous l'aspect d'une maladie. Un malade était toujours la victime d'un sortilège, lequel était lui-même la conséquence supposée d'une offense envers la divinité. Le mal n'est il pas toujours la sanction fatale de quelqu'erreur ou infraction aux lois d'adaptation ?

La guérison ne pouvait donc être obtenue que par l'intervention du prêtre.

Les Chaldéens croyaient fermement que le simulacre avait pour effet de produire l'acte lui-même, s'il était ac-

du malade, dans le but de connaître la nature du péché, cause de la maladie. Elle consistait en une série d'interrogations extraites d'un formulaire liturgique, dont on a retrouvé des exemplaires, et étaient adressées plutôt au dieu qu'au patient, qui n'était pas obligé de répondre. Il se trouvait toujours, d'ailleurs, dans le nombre des cas prévus, une ou deux questions correspondant au péché d'où venait le mal. En outre, le possédé devait prendre quelques drogues en prononçant la formule consacré. Les prières et les drogues avaient souvent raison du démon et il faut reconnaître que dans bien des cas, à cause de la piété du malade, l'action des premières devait être aussi efficace que celle des secondes. Ces exorcistes étaient, en réalité, les véritables médecins des Chaldéens; il est probable qu'ils n'étaient pas inférieurs aux médecins chinois qui procèdent, avec succès, d'une manière analogue.

compagné du signe rituel. L'incantation qui forçait les démons à accomplir la volonté de celui qui les invoquait pouvait donc être un acte criminel que la loi punissait.

Le jugement de Dieu prescrit par le paragraphe 2 du Code d'Hammourabi ne s'exécutait pas sans le concours des prêtres et l'appareil rituel. Le juge ne rendait sa sentence que lorsque la divinité s'était prononcée pour ou contre l'accusé.

L'épreuve judiciaire n'était ordonnée, semble-t-il, que dans les cas d'accusation grave, d'ordre moral ressortissant de la magie. La loi babylonienne ne le prévoit pas pour les autres crimes ou les délits contre les personnes ou contre la propriété. Dans ces divers cas, le jugement était rendu sur des témoignages ou sur des pièces authentiques, et la seule formule rituelle prescrite est le serment (1).

A considérer les choses de près, la magie et la religion apparaissent en effet plutôt comme deux sœurs, — parfois ennemies, il est vrai — que comme deux manières essentiellement distinctes de modifier le cours naturel des choses. Si l'on observe la manière dont les dieux agissent, on est bien obligé de reconnaître qu'ils opèrent comme de véritables magiciens. Comme le sorcier et l'exorciste, ils sont censés posséder des formules qui commandent à la matière et aux esprits. Dans le poème assyrien de la création (2), les

(1) Voir le Code d'Hammourabi, in *R. des Idées*, 1905, n° 14, par G. Rivière.

(2) Tablette IV, 19-26.

dieux qui remettent le pouvoir suprême à Marduk l'invitent à constater lui-même la puissance de sa parole (1).

La parole consacrée, comme les gestes rituels et les manifestations extérieures cultuelles, tendent vite à un symbolisme compliqué, incompréhensible aux profanes. On conçoit, d'autre part, l'intérêt de la conservation intégrale et de la persistance de ces mouvements stéréotypés, synthétisant les traditions les plus lointaines sur un sujet aussi important et essentiel aux yeux des croyants que celui de la religion révélée et des acquisitions les plus précieuses de l'espèce.

C'est ainsi que l'attitude de la prière paraît encore de nos jours symboliser l'attitude de demande en grâce du vaincu primitif se vouant comme esclave au vainqueur.

Les langues religieuses et les instruments cultuels remontent toujours fort au-delà des origines prochaines des cultes. C'est ainsi que les prêtres Egyptiens et Hébreux conservèrent longtemps pour la circoncision rituelle et les sacrifices, l'usage des couteaux primitifs en silex.

Aujourd'hui encore, le christianisme emploie des verbes

(1) Alors ils placèrent au milieu d'eux un vêtement ; à Marduk leur aîné, ils parlèrent ainsi : « Que ta volonté, ô maître, soit souveraine parmi les dieux ; destruction et création, tu n'as qu'à parler et ce sera chose faite. Ouvre la bouche, et le vêtement disparaîtra. Donne-lui l'ordre contraire, et le vêtement reparaîtra. Marduk ouvrit la bouche et le vêtement disparut ; il lui donna l'ordre contraire, et le vêtement reparut ». Un magicien nouvellement initié ne procéderait pas autrement pour essayer ses forces. (Le Code d'Hammourabi, *l.c.*)

hébreux, grecs et latins et des symboles de la période animiste (swastica solaire).

Le fétichisme et le magisme furent particulièrement empreints d'un culte caractéristique pour les formules mystérieuses de la mnémotechnie primitive, parlée ou écrite.

Le culte des divinités encore indomptées demeurait seul aux mains des prêtres érudits. Ces derniers, chargés d'étudier les sciences naissantes et de les développer par l'observation, symbolisèrent surtout les données astronomiques principales et les divisions de l'année avec leurs fêtes rituelles caractéristiques (astrolâtrie de transition). Dans les temples s'affirmèrent et se perfectionnèrent les notions scientifiques appliquées à l'architecture. Dans le magi fétichisme se reflète aussi de façon saisissante et tenace le culte superstitieux des formules verbales ou graphiques primitives, ainsi que des combinaisons de lignes et de chiffres dont les mathématiques naissantes révélaient les propriétés arithmétiques ou géométriques. Première manifestation du langage écrit et fixé en images durables et compréhensibles, formules de transmission traditionnelles, synthèses résumant les premiers rudiments pseudo-scientifiques, recettes empiriques plus ou moins obscures, tous ces symboles figurés frappent les simples qui leur attribuent une vertu propre oubliant leur dépendance par rapport aux acquisitions premières du cerveau humain qu'elles résument et reflètent.

Quoiqu'il en soit des anthropologistes comme Ivaur et Frazer ont cru devoir opposer la magie à la religion.

Ce premier degré de la pensée humaine, qui produit la magie, le fétichisme et les superstitions les plus grossières, mériterait, selon nous, aussi bien le nom de science embryonnaire que celui de religion primitive, car c'est par son intermédiaire que s'élabora peu à peu la notion de loi.

Mais une loi supérieure, dernière en date comme plus complexe, se préparait aussi, la loi de morale sociale et de justice plus grande, dont les données initiales se dégagèrent péniblement du conflit des intérêts étroits et des brutalités de la force. Ici encore l'empirisme et l'observation patiente des faits devaient mener à la compréhension des règle de conduites meilleures, ainsi s'établit la notion des solidarités nécessaires à la conservation commune et à l'affranchissement des sentiments immédiats qui obscurcissent souvent le discernement clair des intérêts supérieurs. Comme pour les autres notions, l'hypothèse mystique permit d'étudier le problème en le supposant résolu par les révélations des Codes religieux. On voit ainsi se succéder dans ce domaine les mêmes superpositions successives de stratification psychique et l'on peut ainsi saisir le passage de la morale rudimentaire et de la justice distributive à une conception plus haute de magnanimité, d'abnégation et d'altruisme agréables aux dieux.

La plus grande différence qu'on puisse constater entre les prières des sauvages et celles des peuples civilisés, est l'introduction dans la prière d'un principe général de morale; cet élément moral si rare et si rudimentaire dans les formes inférieures de la religion constitue la partie essentielle des religions supérieures (Taylor.)

La conception des divinités s'étant affinée, l'abstraction de l'idée de loi tend à supplanter l'animisme anthropomorphique. Ce ne sont plus des holocaustes que réclament les dieux ; les sacrifices deviennent symboliques de la foi de celui qui les offre et de son désintéressement bien plus que des besoins matériels de la divinité implorée.

Désormais les sacrifices moraux prévalent comme signification plus noble et plus délicate.

Et l'action s'en fait sentir non plus tant sur le cours des événements extérieurs, que sur le monde intérieur des pensées du croyant. Il y gagne la tranquillité nécessaire pour mieux juger les événements et y puise une énergie nouvelle pour la lutte ; il peut désormais se ressaisir et découvrir des moyens inaperçus jusqu'alors pour combattre le malheur qui le menace.

La prière, sans changer les choses, peut désormais changer l'homme.

L'holocauste, comme la prière, réalisent des détentes motrices et émotionnelles, agissant comme phénomène d'arrêt vis-à-vis des souffrances et chocs moraux ultérieurs en même temps qu'ils sont l'aboutissant par lequel se résolvent et s'apaisent les douleurs du présent.

Le fait d'avoir prié ou fait un vœu agit en ranimant le moral de l'individu et de son entourage par l'idée d'un secours imminent désormais assuré.

Cette moralisation progressive du culte et son orientation vers des symboles purement spirituels au dépens des manifestations matérielles semble se refléter dans le monde des dieux.

Ceux-ci se policent et forment peu à peu une véritable société hiérarchisée, où chacun d'eux se spécialise pour présider à l'un des rouages du monde.

Appollon guide le soleil, Cérès fait mûrir les moissons, nourriture des hommes ; au-dessous des grands dieux s'agite encore la foule des divinités secondaires des vents, des sources, des forêts. Mais au-dessus d'eux un dieu principal domine. Jupiter, par exemple, dont les attributions sont plus élevées, plus générales ; surgi de la multitude de ses rivaux, il les absorbe, et la religion tend de plus en plus vers le monothéisme, comme les féodalités humaines évoluèrent vers les monarchies absolues.

L'anthropomorphisme cède ainsi progressivement la place à un panthéisme mystique hiérarchisé ; c'est alors le panthéon grec avec ses mythes multiples.

Le polythéisme a succédé au fétichisme primitif, la phase théologique commence.

Mais la conception en est encore bien imparfaite ; les dieux capricieux ne sont pas toujours propices à l'homme. Aussi les peuples adoptent-ils de préférence telle divinité comme plus favorable aux gens de l'endroit.

C'est un acheminement vers le monothéisme, mais auparavant se constitue la croyance à deux principes opposés : le mal et le bien en lutte (Manichéens, Albigeois, etc.).

Ce dualisme fait enfin place au monothéisme vrai, à la croyance en un seul Dieu tout-puissant ami de l'homme.

Les spéculations philosophiques se dégageront ensuite de la théosophie mystique pour repousser finalement les révélations et croiront pouvoir établir seules l'existence d'un être suprême ; c'est un pas de plus en avant dans la phase métaphysique qui prépare l'étape dernière scientifique et positive.

Quand l'homme, dit Lebon, ne voit plus en dehors de ce monde qu'un seul être tout-puissant, créateur et maître de l'Univers, invisible et spirituel, éternel et immuable, il est parvenu à la forme la plus élevée dont soit susceptible l'erreur fondamentale et universelle de l'animisme. Mais il n'échappe pas à cette erreur. Le dieu qu'il imagine n'est pas autre chose qu'un homme comme lui-même, ayant les mêmes affections, les mêmes haines, les mêmes colères, les mêmes jalousies, les mêmes tendresses, différent seulement par la toute puissance et par l'éternité.

Lorsque l'homme parvient à reconnaître l'unité d'action dans les manifestations multiples dont les phénomènes de la nature lui donnent l'exemple, du polythéisme il passe au monothéisme.

Les religions dites monothéistes (judaïsme, islamisme ou christianisme, etc.) ne valent d'ailleurs que suivant le milieu qui les pratique, et même suivant les individus.

La théocratie égyptienne, dit Comte, a présenté aux temps de sa splendeur la coexistence des trois âges religieux dans les différentes castes de sa hiérarchie sacerdotale. Les rangs inférieurs en étaient encore au simple fétichisme tandis que les premiers rangs étaient en possession d'un polythéisme très caractérisé et que les degrés supérieurs étaient déjà élevés à une ébauche du monothéisme.

Dès l'aurore des premières civilisations, le fétichisme populaire persistant permit l'essor parallèle de penseurs supérieurs, comme à Athènes un polythéisme populaire enfantin coexista avec les conceptions philosophiques si hautes de Socrate et de Platon.

« C'est que les civilisations présentes sont sorties tout entières des civilisations passées, dont elles conservent des traces indélébiles et contiennent à l'état naissant toutes les civilisations à venir. L'évolution des idées, des religions et de tous les éléments qui entrent dans la constitution des gouvernements humains est aussi régulière et fatale que celle des formes diverses d'une série animale.

Dans chaque peuple supérieur, sous la couche superficielle de civilisation, on retrouve le sauvage antique et le barbare, comme dans chacune de nos langues modernes on reconnaît le monosyllabisme et les formes primitives du langage (1). »

Chez l'homme normal actuel parvenu au complet développement de son cerveau, les manifestations intellectuelles se montrent soumises à un certain nombre de lois (du moins

(1) Lebon, *loc. cit.*

lorsqu'un état émotionnel individuel ou collectif n'intervient pas).

On peut, avec les psychologues modernes, citer les trois lois statiques suivantes :

1° Les constructions subjectives du cerveau normal sont subordonnées aux matériaux objectifs ;

2° Les images intérieures sont moins vives et moins nettes que les impressions extérieures ;

3° L'image normale actuelle est plus nette que celle évoquée par l'agitation cérébrale.

On conçoit, en conséquence, que les constructions subjectives les plus complexes, à savoir les abstractions générales varient à mesure que l'homme prend une connaissance plus complète du milieu objectif ambiant. Ces variations tendent à ce que les images enregistrées et leurs synthèses abstraites deviennent de plus en plus adéquates aux réalités extérieures et en reflètent l'appréciation juste de façon toujours plus correcte et précise. Les constructions subjectives tendent aussi à être de plus en plus étroitement subordonnées aux matériaux objectifs, et l'esprit humain tend de moins en moins à faire passer ses hypothèses et ses désirs avant les réalités.

C'est ainsi que toutes les conceptions humaines parties de l'état théologique ou fictif tendent à l'état scientifique ou positif, en passant par l'état méthaphysique ou abstrait. (A. Comte.)

C'est aussi pour cela que les hypothèses inévitables dans l'état d'ignorance initiale sont constamment modifiables et font place progressivement à des hypothèses nouvelles, mais plus simples, synthétisant un plus grand nombre d'expériences et plus conformes à l'ensemble des documents à représenter.

Selon la loi de Broussais, la maladie ne saurait être que l'exagération des phénomènes physiologiques. En effet, les modifications quelconques de l'ordre universel de la nature ne sauraient s'écarter des conditions qui commandent sa genèse et sa persistance ; elles se trouvent bornées fatalement à l'intensité variable de phénomènes dont l'arrangement demeure inaltérable.

Les manifestations psychiques religieuses et mystiques ne pouvaient échapper à la loi d'évolution qui s'applique au développement moral et matériel des sociétés comme des individus, des hommes comme des animaux. Il n'y a pas d'abîme infranchissable entre la maladie et la santé, entre l'état physique et l'état mental, entre l'animalité et l'humanité, l'état sauvage et civilisé, entre les cultes naturalistes primitifs et les conceptions philosophiques et scientifiques les plus hautes.

Les maladies mentales en particulier ne sont qu'une perturbation de la fonction spéciale des cellules de la substance grise, des circonvolutions cérébrales et des centres nerveux cérébro-spinaux.

Cette perturbation consiste essentiellement en une modification d'intensité, en plus ou en moins, d'insuffisance ou excès de subjectivité par exemple, excès ou insuffisance des fonctions frénatrices et modératrices supérieures et perturbation inverse des centres inférieurs sous-jacents. (Schéma de Grasset.)

Cette rupture des synergies et la suspension des fonctions des centres d'accumulation et de capitalisation des excitations ambiantes ramène au règne de la vie réflexe initiale ; les incitations sensitivo-sensorielles ne sont plus contrôlées et les impulsions irrésistibles immédiates se succèdent.

Les sommes d'acquisitions antérieures et leurs combinaisons accumulées s'évoquent en dehors de tout phénomène de volition et de conscience nette, sans possibilité de rectification ni d'appréciation suffisante de leur nature subjective.

La mise en jeu des sens pour corroborer et préciser la reconnaissance des excitations exogènes se trouve suspendue et les images subjectives envahissent le champ de l'attention. Dès lors les constructions mentales cessent d'être subordonnées aux données objectives, les images intérieures l'emportent sur les impressions extérieures ; l'image normale passe au second plan ; c'est le règne des fantaisies imaginatives, le triomphe des rêves sur les réalités. Ces rêves peuvent être incohérents comme ceux du sommeil, sans choquer désormais l'esprit malade, ou suivre un ordre de cohérence imparfait en violation des lois de la logique.

C'est ainsi que le malade abandonne les hypothèses les plus simples pour en adopter de plus complexes, cadrant d'ailleurs avec le monde nouveau de ses excitations cérébrales insolites. Mais la transformation des hypothèses dans la folie, bien que renversée dans son ordre n'en est pas plus arbitraire que la marche des opinions à l'état normal.

Elle se fait en redescendant progressivement de l'état positif aux états primitifs, en parcourant plus ou moins vite et plus ou moins complètement les degrés intermédiaires. Mais, dira-t-on, on peut être en discordance avec les opinions courantes contemporaines, sans pour cela user d'hypothèses surannées et avoir une mentalité dégénérative, car il est des progénérés en avant sur leur époque qui substituent aux hypothèses d'hier celles de demain, plus proches de la vérité vers laquelle le progrès humain tend toujours, sans qu'il doive jamais l'atteindre.

Il serait très désirable que des historiens, bien familiarisés avec les travaux de la psychologie physiologique moderne, étudiassent les récits miraculeux du moyen âge et de l'antiquité, en choisissant de préférence ceux qui sont attestés par les témoignages les plus dignes de foi et les plus circonstanciés. L'histoire du surnaturel et celle des facultés des mystiques gagneraient infiniment à une pareille étude. Déjà nous avons beaucoup de renseignements sur les manières diverses dont se forment les légendes. Nous sommes beaucoup moins avancés pour ce qui concerne l'explication scientifique d'un certain nombre de faits dits miraculeux, qui ne peuvent pas être mis au compte de la légende, et dont il faut rechercher l'origine dans l'état psychologique des êtres qui les ont accomplis, de ceux qui en ont bénéficié ou des témoins directs qui nous les ont fait connaître. Les physiologistes se sont occupés de cette histoire du surnaturel (1) il faudrait maintenant qu'un esprit, familiarisé avec la méthode de la critique historique. étudiât le sujet en historien, c'est-à-dire en distinguant soigneusement les témoignages sûrs de ceux qui n'ont qu'une valeur secondaire. L'histoire des religions y gagnerait beaucoup.

Il est probable qu'on trouverait sur ce point ce que la psychologie des foules tend de plus en plus à établir : à savoir que Messies et héros ne sont que les interprètes inconscients des aspirations obscures des générations précédentes. Ils leur servent d'intermédiaires pour conduire les foules contemporaines et suivantes à la poursuite d'un idéal nouveau. Leur genèse psychologique naturelle réside non en dehors de l'humanité mais en elle-même dans les influences ancestrales et ambiantes accumulées et combinées.

La psychologie des mystiques peut être envisagée à deux points de vue : celui de la psychologie générale des mystiques et celui de la psychologie individuelle faite d'après un certain nombre de sujets types.

Dans cette première partie de notre étude, nous avons essayé de nous placer au premier point de vue : celui de la psychologie mystique générale et en quelque sorte collective ; nous ne nous dissimulons pas l'insuffisance de cet essai de synthèse générale, prématurée peut-être, mais qu'il était indis-

(1) Voir *Revue d'hist. des religions*, t. XIV, p. 370, l'ouvrage du docteur Regnard : *Les maladies épidémiques de l'esprit ;* Charbonnier : *Les maladies et facultés diverses des mystiques*, et les travaux du docteur Richet.

pensable d'esquisser en résumant les données générales actuelles avant d'en chercher la confirmation dans des faits d'observations personnelles.

Dans la deuxième partie, nous ne pourrons songer à entreprendre l'étude individuelle des grands mystiques, connus dans l'histoire ; elle a été souvent tentée par des auteurs autrement qualifiés ; on possède même des autobiographies précieuses pour quelques-uns. Laissant de côté ce problème trop élevé pour nous, nous nous contenterons d'entreprendre l'étude d'ensemble des cas de mysticismes psycho-pathologiques.

Il eût été irrévérencieux d'entreprendre un parallèle systématique entre les aliénés et les grands mystiques qui ont éclairé l'humanité de leurs erreurs grandioses (car la pire erreur est un moyen de progrès quand même).

Je laisse aux lecteurs compétents le soin de faire les rapprochements qu'ils jugeraient utiles entre certains phénomènes typiques observés chez les délirants et des phénomènes analogues relevés chez les mystiques dans l'histoire.

Je m'abstiendrai donc de rapprocher les religieux inspirés, que décrit l'histoire et la légende, des aliénés dont je donnerai la description. Qu'il me soit toutefois permis de remonter dans l'histoire pour relever les épidémies de folie religieuse et les cas avérés de psychoses mystiques ; leur ordre d'apparition, leurs caractères et leurs fréquences observés à diverses époques, en certains temps et certains milieux peuvent éclairer utilement les problèmes de la genèse de ces phénomènes psychiques et de leur mécanisme psychophysiologique.

L'évolution générale que nous venons d'esquisser n'est donc pas spéciale au pays, à la race ni à l'ère actuelle. On la retrouve dans l'histoire du développement de tous les groupements humains sous toutes les latitudes, à toutes les époques.

On peut distinguer, avec Ribot, dans l'évolution de tout sentiment religieux, trois périodes : « 1° Celle de la perception et de l'imagination concrète, où prédomine la peur et les tendances pratiques, utiiltaires ; 2° celle de l'abstraction et de la généralisation moyennes caractérisée par l'adjonction d'éléments moraux ; 3° celle des plus hauts concepts, où l'élément affectif se volatilisant de plus en plus, le sentiment religieux tend à se confondre avec les sentiments dits intellectuels. »

Dans l'évolution de l'organisme cérébral la sphère végétative correspond aux fonctions anesthésiques qui entrent les premiers en jeu (Fleichsig). Dans les espèces comme dans l'individu, les sentiments l'emportent donc sur les données des sensations, tant chez les primitifs que chez l'enfant. Les sentiments passifs et douloureux précèdent, d'autre part, les émotions exhubérantes qui décèlent un centre anesthésique plus puissant, puisque capable de réactions plus actives.

Plus tard, dans la série, et l'individu se développe plus complètement le cerveau sensitivo-sensoriel ; son épanouissement correspond à une synthèse mieux contrôlée des influences ambiantes, extérieures, directes.

Le cerveau du sens externe tend alors à contrebalancer et équilibrer les actions concomitantes du dehors et de l'organisme ; les réactions émotionnelles du milieu intérieur s'adaptent progressivement au milieu.

Enfin, le cerveau moteur à son tour prend son essor. Le cerveau entreprend de modifier à son profit les milieux eux-mêmes ; le milieu intérieur d'abord (associations anesthésio-motrices), puis le milieu extérieur (associations sensitivo-motrices).

On peut donc établir une gradation des dominantes psychiques, selon le stade historique de l'espèce ou de l'individu.

1° Stade émotionnel : A, dépressif puis exhubérant ; règne des sentiments (crainte ou adoration) ; 2° stade des sensations (déprimantes puis stimulantes) ; 3° stade de réaction motrice active, défensive, puis offensive (conquête des milieux à transformer).

Chaque étape passe insensiblement du psychisme inférieur au psychisme supérieur au fur et à mesure des accumulations d'incitations mises en réserve sous forme d'associations de plus en plus nombreuses et complexes.

Le summum de complexité et d'accumulation synthétique constitue l'intellectualité supérieure ; c'est la condition nécessaire des fonctions modératrices et frénatrices de l'idéation de la réflexion et de la volition consciente, du choix des réactions d'adaptation optima.

Dans l'évolution des psychoses religieuses, on retrouve un rappel de cette évolution normale.

DEUXIÈME PARTIE

GÉNÉRALITÉS SUR LES PSYCHOSES MYSTIQUES ET RELIGIEUSES

CHAPITRE VII

Définition, classifications, étiologies.

Conditions de temps, de lieux, d'hérédité favorisant l'éclosion des psychoses mystiques. Coïncidences historiques et géographiques avec les temps et les lieux ou l'évolution mentale normale s'est caractérisée. Reflets des croyances religigieuses ambiantes dans les psychoses du moment. — Reviviscences d'états mentaux ancestraux.

Si l'on compare aux différents stades de l'évolution les cas pathologiques que fournissent l'histoire et la clinique, on verra qu'ils viennent à l'appui de la théorie générale et se rattachent à l'une des phases théologique, polythéique ou fétichique.

Les hypothèses métaphysiques, dit de même Cotard, consistent à faire intervenir une cause indépendante des organes existant tantôt en dehors de l'homme (action divine ou démoniaque), tantôt dans l'homme supposé double (corps et âme), ou triple (corps, principe vital et âme pensante). La première de ces hypothèses n'appartient plus qu'à l'histoire. Elle a disparu avec les derniers bûchers, mais on l'entend encore exprimer par des aliénés qui expliquent ainsi les tourments et les hallucinations qui les obsèdent (Cottard. *De la Folie*, p. 248.)

« Les aliénés, dit Semerié, renversent le principe de la transformation des hypothèses positives ; reconnaissant ce principe de philosophie première, ils tendent à former des hypothèses toujours moins simples et moins exactes que celles qu'ils repoussent ; fermant les yeux à l'évidence et dédaignant les opinions courantes, ils font eux-mêmes leur théorie ; mais ils n'inventent rien, et croyant s'affranchir, ils ne font que restaurer des idées abandonnées. » (1)

L'analyse de cet état mental se ramène à un excès de subjectivité ; il s'ensuit que l'aliéné, en revenant à des hypothèses trop subjectives, ne fait que parcourir à l'inverse les différents stades de l'évolution mentale normale ; il passe ainsi de l'état positif à l'état abstrait, et de là à l'état fictif.

Il est curieux de retrouver les hypothèses des aliénés dans les théories abandonnées qui eurent cours en science et en religion. La théorie du physiologiste Van Helmont sur l'archée épigastrique et la localisation de l'âme dans le diaphragme n'est-elle pas celle des hallucinations à voies épigastriques.

La croyance à l'intervention dans les affaires humaines de causes indépendantes des organismes existant hors d'eux ou en eux, et agissant en bien ou en mal est essentiellement tenace ; elle imprègne l'humanité sous des formes sans cesse renaissantes, même chez les esprits qui se croient exempts de tout mysticisme.

(1) Des symptômes intellectuels de la folie. P. Delahaye, 1867.

Cette mentalité qui se manifesta par l'emploi général de l'ordalie ou jugement de Dieu en justice, a laissé sa trace dans le serment judiciaire. Elle est la base du raisonnement de ceux dont le caractère passif s'en remet au hasard du choix de leurs décisions et qui se replient dans le moindre effort ; c'est alors la chance ou la malechance qui est censée avoir agi au lieu de l'inertie de l'individu. Les passifs attendant tout du dehors sont fatalistes ; si on les aide, ils s'en remettent à Dieu de vous le rendre, s'allégeant sur lui de leur impuissance à être effectivement reconnaissants.

Le sentiment peut exister, mais l'incapacité d'action en annule les effets.

En somme, l'évolution générale semble avoir fait passer l'humanité de la phase passive à la phase d'action ; par la capitalisation progressive de l'énergie ancestrale au lieu de se replier et de se résigner, l'homme s'est haussé à l'audace de préparer lui-même son triomphe relatif sur le milieu ambiant. Las d'attendre que les cieux l'aident, il s'est aidé lui-même à forger des chances de succès et à déjouer les chances d'insuccès.

Certaines notions s'accumulant à la longue et se transmettant de générations en générations, constituent au-dessous du théologisme qu'elles altèrent sans l'attaquer ouvertement, un vaste trésor de positivité non systématique qui dirige la vie pratique. C'est ainsi qu'a pu naître et se développer, sous une doctrine hostile, l'action de l'homme sur la matière (Semerié, p. 22).

Cette contradiction entre la théorie et la pratique a duré jusqu'à nos jours et persiste encore.

Le précieux trésor légué par les générations antérieures de l'initiative individuelle et de l'activité intelligente et raisonnée s'est accru peu à peu à travers les âges. Il a permis de comprendre par l'observation patiente et soutenue que la plupart du temps les victimes ont tort et ne sont telles que parce qu'elles font un insuffisant usage de leur initiative intelligente et de leur activité raisonnée.

Avant d'avoir osé canaliser les eaux fluviales en vue de l'irrigation méthodique, l'homme réclama longtemps les pluies nécessaires au bon plaisir de ses dieux ; les sacrifices aux fétiches des tribus chasseresses durèrent en temps de famine jusqu'à ce que la disette de gibier fût compensée par les cultures dans la forêt péniblement défrichée ; encore, les conjonctions propices aux moissons furent-elles réclamées aux divinités tutélaires, que l'activité moderne remplace à peine par les assurances, les paragrêles, les nuages artificiels, l'étude scientifique des méthodes de cultures, etc., etc.

D'une façon générale, tout le psychisime supérieur a évolué de l'hypothèse exogène de ses mobiles, à la conception endogène de leur genèse et de leur raison d'être.

La moralité intérieure nous l'avons vu, est née de l'idée de justice divine lorsqu'en place des dieux sanguinaires primitifs, l'homme divinisa la notion de bonté ; mais cette notion de bonté n'est pas rivée à l'idée religieuse, de même que le devoir n'est nullement lié à l'idée de récompense qui l'a primitivement accompagnée ; elle a déjà été reportée, dans l'au-delà au point de vue récompense ; c'est un acheminement vers le devoir pour le devoir, après la compréhension de l'inanité d'un au-delà-anthopocentrique.

La notion d'une divinité meilleure avons nous vu, reflétait une humanité améliorée, plus sociable, susceptible de réaliser le progrès moral en elle-même indépendamment des nécessités et coercitions extérieures.

La volonté humaine qui avait osé entreprendre la conquête du monde extérieur osait aussi celle du monde intérieur ; elle semble d'ailleurs sur ce terrain avoir dépassé parfois les limites de la réalité, par exemple en concevant un libre arbitre d'une insuffisante relativité.

Si parmi les gens dits normaux on peut dire que souvent les victimes patissent de leur insuffisante réaction défensive vis à vis des milieux, il est des victimes par infirmités cérébrales vouées à la déchéance fatale parce que insuffisamment armées cérébralement pour organiser les réactions utiles et nécessaires.

Ces victimes nées de la lutte pour l'existence par impossibilité d'adaptation normale sont appelées pour cela aliénés c'est-à-dire étrangers au milieu normal dont les incitations ne parviennent pas correctement à leur entendement et dont les centres réfléchissent des réactions plus fortes et immédiates rappelant, par certains côtés, celles de cerveaux moins développés, tels que ceux de l'enfant, du primitif ou du sauvage.

L'arrêt de développement congénital les immobilise alors, à un stade inférieur de l'évolution ou bien la régression démentielle les fait déchoir et retomber à des modes plus élémentaires d'adaptation.

Les explications adoptées par les hallucinés, pour rendre compte des phénomènes qu'ils étaient quelquefois les premiers à constater sur eux-mêmes, ont pu varier suivant les époques et les temps.

Tant qu'on a cru que les dieux avaient le pouvoir de descendre sur la terre, Jupiter, Mercure, Apollon, Diane, Vénus apparaissaient très souvent aux aliénés.

Les personnes du sexe croyaient s'unir alors à des satyres, au dieu Pan, à des dieux métamorphosés en serpents, en cygnes, en taureaux.

Les mélancoliques se voyaient poursuivis par des mégères armées de fouets, par des chiens à trois têtes, les chiens d'Hécate, qu'ils disaient grands comme des éléphants.

Et à une époque plus rapprochée de nous, les anges et les démons ont pris la place des dieux dans les conceptions déraisonnables de l'homme, et la singularité du délire des cloîtres, du délire de la sorcellerie, prouve que l'imagination des poètes, si on la compare à celle des monomaniaques est bien loin de tenir le premier rang pour la fécondité et la puissance de l'invention (1).

Il semble dit M. Falret que l'intelligence de l'homme toutes les fois que ses fonctions sont perverties, revienne à

(1) Calmeil, *De la Folie*. Théories, p. 115.

l'état de nature, et ne puisse trouver, comme image de terreur et de dégoût que les animaux malfaisants qui excitaient la terreur et le dégoût des premiers âges de l'humanité (1).

Meynert, en 1884, étudiant la genèse de ces sortes de conceptions morbides les considère comme innées, immanentes chez l'homme normal, et à l'état inconscient.

Elles apparaissent et passent au premier plan sous l'action dévastatrice d'une maladie qui anihile les fonctions supérieures modératrices et rectificatrices.

Les tendances mystiques prennent alors l'intensité des fonctions spinales, quand les fonctions corticales sont supprimées.

La superstition existerait à l'état d'élément inconscient dans le cerveau normal où elle se trouve en quelque sorte noyée et couverte par le développement complet de facultés intellectuelles qui en effacent toute trace dans la conscience. Vienne une perturbation, l'idée délirante peut acquérir alors l'énergie suffisante pour l'emporter et faire son apparition.

Aussi l'école italienne ne voit-elle dans tous ces phénomènes que des manifestations d'atavisme. Les arabesques compliquées, les figures allégoriques, les gestes et les attitudes cabalistiques, les interprétations fantastiques des faits naturels, les jeux de mots, néologismes, et idiomes particuliers qui pullulent dans la Paranoïa, en colorent le délire

(1) Calmeil. *De la Folie*. 188, p. 287.

d'une façon si vive et si grotesque, qu'ils nous font absolument revivre dans les phases les plus éloignées de l'évolution mentale historique.

Ils nous rappellent l'écriture cunéiforme et hiéroglyphique comme expression absolument matérielle et figuration des conceptions abstraites, la conservation des amulettes symbolisant les âmes des trépassés (première manifestation fétichique) les évocations d'outre-tombe, les mots de l'alchimie du moyen âge et de la magie arabe, les cérémonies hiératiques d'antique date. importés chez nous du mysticisme oriental... Ces phénomènes se rencontrent. chez les paranoïaques et chez les primitifs, ils sont l'expression d'une condition psychologique commune.

L'ylozoïsme des astrologues, la mantique des thaumaturges et des mages, la cartomancie, l'alchimie, la chirognomonie ainsi que la croyance à la mâle-nuit au chevillage et aux envoûltements se rencontrent dans le délire des aliénés superstitieux actuels. La démonolâtrie même n'est qu'une religion abandonnée ; Belzebuth et Belphégor ont eu leurs temples (Baal tzebuth et Baal de Pégor). Le fétichisme des aliénés est donc pour Tazi de provenance atavique manifeste comme le symbolisme (Allegorismig) des psychologues allemands.

L'affection mentale. « interrompt les associations normales qui prennent d'autant plus d'intensité qu'elles ne peuvent se répandre sur les autres territoires inhibés pour y être contrôlees. En d'autres termes, ces tendances mystiques qui restent inconscientes dans le cerveau sain, prendront par le seul fait de l'isolement, l'intensité et la prépondérance que prennent les fonctions spinales quand les fonctions corticales sont suspendues ».

Meynert développant cette comparaison, rapproche le développement de l'idée délirante, de la prédominance de certains muscles quand leurs antagonistes sont paralysés.

Il n'y a plus d'arrêt, de transformation d'une partie des processus associés, mais au contraire libre développement dans le champ de la conscience d'une conception erronée, par suite de l'absence de notions correctrices.

Dès lors, ces interprétations délirantes sont la conséquence d'un état d'esprit inné, identique à celui qui a constitué et constitue encore le fond mental de certains peuples, pour qui elles représentent l'expression la plus élevée de la pensée ; elles répondent au besoin d'expliquer la genèse de phénomènes naturels, et donnent une certaine logique aux pratiques superstitieuses de ces intelligences incomplètes.

Par rapport à l'évolution de l'espèce, nous naissons avec une somme d'acquisitions, ou, comme dit Sergi, de stratifications mentales ; que la couche la plus récente et la plus parfaite s'altère, les couches sous-jacentes reparaissent et l'homme ainsi diminué devient ainsi absolument l'analogue de son ancêtre, le sauvage, confiant dans son gri-gri protecteur.

On peut ainsi définir ces délires, la réapparition d'une superstition subconsciente dans le cerveau développé (Meynert). Ceci revient à dire que l'érethrisme psychomoteur est objectivé lorsque la synthèse mentale incomplète amène l'automatisme involontaire et le défaut de subjectivité.

On a signalé bien des fois les réactions actives se manifestant par des bizarreries de langage ou de tenue ; mais on les confond presque constamment avec les bizarreries des maniaques et les incohérences des déments.

Nous nous contenterons de rappeler ici quelques passages des auteurs les plus autorisés, qui paraissent avoir ébauché la distinction qui nous occupe.

Esquirol, après avoir parlé de l'attitude des maniaques et de leur volubilité incohérente, dit que « d'autres malades répètent quelquefois pendant plusieurs heures les mêmes mots, la même phrase, le même passage de musique... il en est qui se créent ainsi un langage tout particulier ».

Tardieu, d'autre part, fait remarquer que les actes, les gestes et les paroles, les plus dépourvus en apparence de signification, répondent souvent à des conceptions délirantes et sont l'effet d'une volonté malade mais active.

Souvent ces penchants capricieux, dit Griesinger ont pour le malade un sens particulier, mystérieux ; ils sont provoqués par certaines dispositions d'esprit qui correspondent aux idées délirantes ; d'autrefois, ils semblent automatiques, le malade ne pouvant ou ne voulant les justifier par aucune raison...

« Ces malades s'expliquent quelquefois en un galimatias mystérieux... le langage ordinaire ne suffit plus à exprimer leur pensée ; ils se font alors, au moins pour rendre leurs conceptions délirantes, un langage spécial qui les réflète... plus les sensations transmises des sens sont perverties par les hallucinations plus la pensée et son expression s'obscurcissent.

« La maladie mentale se généralise alors et se rapproche de la démence finale. L'extérieur de ces malades, dans les cas les plus légers, offre toujours certaines anomalies... Ils gesticulent, font aller les mains, la tête, en mesure et d'une façon pédantesque... ils vont et viennent dans un coin, murmurant des mots, des vers, des mélodies, enfin ils s'accoutrent d'une façon bizarre... »

On ne saurait, dit Morel, se faire une idée des mille ruses auxquelles ces malades recourent pour déjouer les projets de leurs ennemis imaginaires et se soustraire aux dangers dont ils se croient perpétuellement menacés.

« On voit ainsi des malades qui répètent incessamment le même mot, exécutent le même mouvement automatique, sans qu'il soit toujours possible de saisir la filiation de ces actes avec le délire. »

Nous n'en finirions pas de rapporter les passages où les auteurs reviennent sur ce point, à peu près dans les mêmes termes ; nous aurons d'ailleurs occasion de rapporter encore l'opinion de quelques-uns sur des points accessoires de la question.

Mais il est des travaux récents où notre sujet a été envisagé à un point de vue nouveau complétant la question.

C'est celui de la valeur même de ces phénomènes particuliers.

Dès 1867, M. Sémerie, dans sa thèse inaugurale, a étudié on l'a vu les pratiques superstitieuses des aliénés, dans leurs rapports avec la théorie de l'évolution d'A. Comte; il conclut à une sorte de retour atavique à l'état fétichique ; Meynert, en 1884, étudiant la genèse de ces sortes de conceptions délirantes, considéra aussi la superstition comme innée, « immanente chez l'homme normal, à l'état inconscient : elle apparaît et passe au premier plan, sous l'action dévastatrice d'une maladie mentale qui inhibe les fonctions supérieures rectificatrices de nos impressions...

« Ces tendances mystiques prennent alors l'intensité des fonctions spinales, quand les fonctions corticales sont supprimées ».

Enfin en 1889, le mémoire de Tanzi, sur les néologismes en rapport avec les délires chroniques, synthétisa les deux principales théories émises.

Il dit qu'on peut voir apparaître le fétichisme et en particulier les incantations parlées (scongiuri déprécationi, formule d'esorcismo o d'evocazione) soit par affaiblissement acquis (abolition des fonctions rectificatrices), soit par excès initial de subjectivité (affaiblissement natif.)

Malgré la diversité apparente des déités invoquées par les délirants, on peut ramener à deux groupes les déités mises en causes selon que ce sont des esprits malfaisants ou bienveillants : dieux ou diables. Or, en somme, l'évolution de l'idée diabolique, dit Ch. Richet, depuis le XVIIe siècle, peut se résumer en un mot : Le diable a été vaincu. Il n'y a plus de possession par les mauvais anges.

Mais il reste encore la possession par les bons anges.

Ce qui au XVIIe siècle, aurait fait brûler, aujourd'hui sanctifie. Marie Alacoque. Marie Moerl de Kalteva, Louise Lateau, si elles avaient vécu du temps de Bodin, auraient été exorcisées, peut-être brûlées. Mais les temps sont changés ; on en a fait des saintes, on ne les a ni exorcisées ni brûlées.

Saintes ou possédées, peu importe. Nous savons qu'elles sont tout simplement des malades (1).

Les convulsionnaires de Saint-Médard, les Ursulines de Loudun, étaient animés par des esprits étrangers, mais tandis que pour celles-ci c'étaient des esprits mauvais, pour les autres, c'était l'esprit de Dieu.

Il n'était pas sans intérêt de savoir laquelle des deux grandes divisions du christianisme, qui se partagent le monde civilisé, du catholicisme ou du protestantisme, prédispose le plus à ce genre d'aliénation mentale. D'après *Ellis*, il y aurait parmi les catholiques moins d'aliénés par suite de préoccupations religieuses. Et, en effet, le catholicisme n'admet pas de discussions : il est donné aux croyants qui l'acceptent sans examen et sans que l'esprit ait à se préoccuper de sujets souvent abstraits, douteux, ou in-

(1) *L'homme et l'intelligence*. Ch. Richet, p. 550-533.

saisissables. En Angleterre et en Amérique, et dans toutes les contrées protestantes, les dogmes religieux sont un sujet de libre examen et de discussions incessantes ; les sectes se multiplient, la liberté de la controverse excite les passions et entraîne toutes les forces de l'esprit dans une voie souvent périlleuse.

Il est à remarquer, dit d'autre part Ball, que l'idée de la perdition sans autre complication et sans trouble sensoriel est incontestablement plus fréquente chez les protestants que chez les catholiques. Et d'abord la doctrine de la prédestination interprétée dans toute sa rigueur est faite selon les théologiens pour tranquilliser l'esprit, mais c'est à la condition de l'interpréter dans un sens favorable.

Lorsqu'au contraire on vient à l'interpréter en sens inverse, ce qui arrive à plus d'un mystique, il en résulte une idée fixe qui conduit presque infailliblement à l'aliénation mentale dépressive.

« Je ne prétends point d'ailleurs qu'il s'agisse ici d'un rapport de cause à effet. Il faut sans doute avoir l'esprit déjà malade pour s'abandonner à des terreurs de cette espèce, mais enfin, pour les prédisposés, la pierre d'achoppement est toujours là. Il faut y joindre une crainte qui, surtout aux époques de ferveur religieuse, a poursuivi bon nombre de protestants, la crainte d'avoir commis le péché irrémissible (1) ».

(1) Ball. *Traité des maladies mentales*, 599.

D'après Marcé, le culte dans lequel a été élevé ou que professe le sujet, aurait une grande influence sur la forme du délire ; voici comment s'exprime cet auteur : « Le délire, dit-il, fanatique ou religieux du catholique et celui du protestant, comme aussi des sectes qui se rattachent au protestantisme, n'offrent pas, dans la règle, le même caractère. Chez le premier, il y a ordinairement crainte de manquer son salut, synderèse, appréhension de punitions célestes, terreur, désespoir, chez l'autre, mysticisme, prétention de comprendre et d'expliquer la partie symbolique de l'écriture sainte, orgueil, exaltation prophétique. En un mot, le catholique devient fou parce qu'il se croit damné, le protestant parce qu'il se croit prophète ; l'un se regarde comme réprouvé, l'autre comme envoyé du ciel.

D'après Marc, les mégalomanes religieux se rencontreront surtout parmi les protestants et les mélancoliques religieux au contraire parmi les catholiques.

Il serait intéressant d'instituer sur ce point une vaste enquête dans les asiles de France et de l'étranger.

La chose a été indirectement établie par Calmeil dans son étude historique des folies religieuses. Il montre en effet que les épidémies de folies religieuses dépressives sont les premières en dates au point de vue de la fréquence, et que les psychoses mystiques mégalomaniaques et exhubérantes correspondent à une phase plus moderne et, en tout cas, aux régions et aux périodes de renaissance de la foi sous une forme plus ou moins modernisée (diverses formes du protestantisme au début par exemple).

Il est permis de voir un rappel de l'évolution primitive dans cette succession des formes dépressives à base de crainte et de désespérances, puis des formes exhubérantes à base euphorique expansive et ambitieuse.

L'homme primitif, avons-nous vu, l'enfant et le sauvage commencent par être terrorisés par l'inconnu, puis ils croient y discerner des causes, les unes surnaturelles les autres naturelles ; ces dernières tendant à prendre de plus en plus d'importance sur les premières au fur et à mesure que son discernement se précise et s'éclaircit par l'expérience ancestrale ou personnelle.

La confiance en des appuis désormais possibles prépare la confiance en soi-même et le triomphe sur les terreurs primitives.

Arguments historiques. — Presque tous les sujets qui déliraient sur les matières relatives à la démonomanie s'accordent à dire que les premières apparitions diaboliques, ou que les premières hallucinations ont eu lieu après de longues souffrances morales ou physiques, ou bien lorsqu'ils étaient encore en proie à la poignante affection (1).

Au XVe siècle, les grandes épidémies de lycanthropie anthropophagique correspondirent à de grandes famines

(1) Michelis, *Pneumatologie ou discours sur les esprits*, 1587. Cité par Calmeil, *De la folie*, p. 293, l. III, ch. XI, à propos des Démonolâtres d'Avignon 1582.

dans la haute Allemagne, la Suisse et dans le nord de la France (Artois). Exécutions en masse par le feu dans toutes ces régions (1). A cette première période, la démonopathie affecte souvent une forme zoanthropique, comme chez les religieuses de Cambrai, qui forment la transition avec les démonolâtres du siècle suivant. Ces religieuses délirèrent à la suite des jeûnes exagérés du carême. Après avoir vu rôder le démon sous la forme d'un animal (zoophobie) elles se crurent transformées en bêtes diaboliques.

Les démonopathes au début ne sont pas encore de vraies possédées ; ce sont surtout des ensorcelées. Mais l'évolution de la psychose est identique.

Après s'être crues sous le coup d'un sortilège, pour expliquer leur malaise mental elles découvrent peu à peu qu'elles sont filles de sorciers, sorcières elles-mêmes (délire rétrograde). Elles se reconnaissent dès lors les auteurs de mille forfaits et dignes des pires tortures. Aussi se dénoncent-elles elles-mêmes et vont au bûcher brûler le diable qui est en elles ; ces autodafés affectent parfois la forme de véritables suicides en masse.

« Il ne faut pas confondre, dit Richet, la sorcière et la possédée. La sorcière a fait un pacte avec le démon : elle a un pouvoir surnaturel qu'il lui a commis : elle est coupable et il faut qu'elle soit brûlée...

« Au contraire, le possédé est innocent. Un diable, un

(1) Spranger et Henricus, *in Malleo maleficorum. Nideo Id.* Ed. Lyon 1604.

démon ou plusieurs démons ont eu la désobligeante fantaisie d'entrer dans son corps et de faire de lui le théâtre de leurs exploits... Aussi les possédés ne sont-ils pas à punir mais à guérir. Mais cette guérison se fait par les prières et les exorcismes (1). »

Le lien qui unit la sorcellerie à la possession, c'est que le sorcier ou la sorcière peuvent évoquer les démons et les faire entrer dans le corps de tel ou tel malheureux. Aussi les épidémies de démonomanie succèdent-elles aux précédentes.

Au xvie siècle, la zoanthropie diminue, on chasse encore les loups-garoux en Anjou, mais on commence à ne plus les condamner, on les enferme. En revanche, la démonolâtrie s'accentue ; elle règne en Allemagne, en Flandre, en Lorraine, dans le Jura et dans le Midi (Languedoc et Limousin.) Nicole Aubry, de Vervins, est hantée par un spectre ; l'ombre lui parlait *intérieurement* et exigeait impérieusement que l'on fît des aumônes et des pèlerinages. La voix parle dans sa poitrine, lui indique quelquefois d'avance l'heure où surviendront de nouveaux accès d'exaltation, et les paroxysmes (2) indiqués par la voix éclatent à l'heure indiquée. Dans l'épidémie de Lorraine (1595), les malades sentent en elles la voix du démon qui les pousse au suicide. Il ordonne à Jeanne de Baune et à Jeanne Drigée de se pendre (3). Dans

(1) Richet. *L'homme et l'intelligence*, p. 550.
(2) Jehan Boulcese ; in-4°, Paris 1478. Cité par Calmeil, *De la folie*, pp. 264-265; liv. III, ch. II.
(3) MDXCVI. Remigius, *Libri demonolatricæ*.

le Jura (1598), Antide Colas est sollicitée à faire de même. Un combat se livre en elle, une autre voix intérieure lui conseillant le contraire ; le diable la harcèle surtout du côté droit (1). (Cette malade offre, avec deux des nôtres, la plus frappante analogie).

Anne Langon, (2) qui avait été atteinte une des premières, se mettait quelquefois à parler tout haut ; elle n'ignorait pas alors qu'elle articulait des sons, mais il lui semblait qu'un autre être parlait dans son intérieur. Cette religieuse se sentait dans l'impossibilité de prier, de concentrer son attention sur les choses qui se rapportent à la dévotion ; il lui semblait qu'elle était hébétée, privées de ses facultés intellectuelles et morales, incapable de prendre une détermination (3). Elle ne dit pas textuellement que le diable se servait de sa langue pour parler, mais il lui semblait que les muscles de sa poitrine fussent mis en jeu par une puissance étrangère. Elle entendait parler, cela semblait se faire par le moyen de quelqu'autre qui tirait et repoussait son vent... Parfois, au contraire, si elle se mettait en oraison, l'esprit malin la troublait, elle ne pouvait poursuivre ni mouvoir sa langue (4).

(1) Henry Boguet, 1603, *Discours sur les sorciers*, Lyon.

(2) *Démonopathie à Kintorp*, 1552.

(3) Wieri *Opera omnia* ; in-4e, p. 301. Bodin. *Demonomanie des sorciers* ; in-4°, p. 161. Calmeil, *De la folie*, liv. III, ch. II, p. 257.

(4) S. Goulard, *Histoires admirables*, p. 46 à 60, t. I, Paris, 1660.

Aupetit croyait qu'il avait un démon sous ses ordres. Il l'apercevait dans les nuages, il le voyait sous la forme d'une bête (bélier, chat, grosse mouche, papillon) ; il s'imaginait fréquenter le sabbat ; son intelligence était tellement renversée dans certains moments qu'il lui devenait impossible de prier ; il se croyait obligé en célébrant la messe de mettre le nom du diable à la place de celui de Dieu. La pensée et l'image du démon le suivaient partout.

« Le diable m'avait appris au sabbat à dire la messe en sa faveur. Il m'avait ordonné de dire mes prières au nom du diable et non *pas du Père* ; je ne pouvais plus dire : *ceci est mon corps... ceci est mon sang...* je prononçais Belzébuth... Lorsque je faisais des efforts pour me recueillir pour officier dignement, le diable se mettait à voltiger sous mes yeux : prenant la forme d'un papillon, il me brouillait l'entendement et je me (1) sentais contraint de prier à la manière du diable. » (D'après de Lancre.)

Au XVIIe siècle, on observe encore la démonopathie endémique dans le nord de l'Europe, en Suède, à La Haye, etc. ; puis dans le Midi, en Espagne, dans le Bastan et le Labourd.

(Lille 1613). « Une religieuse de Sainte-Brigitte sentait en elle deux âmes, ou, comme elle le disait elle-même, *deux*

(1) Aupetit, curé dans le Limousin, est brûlé vif (Calmeil, liv. III, ch. II, p. 347-348).

parties adverses, dont *l'une n'avait d'inclinaison que pour le bien*, tandis que *l'autre, qu'elle croyait influencée par le diable, s'évertuait par instants à controuver les plus exécrables mensonges* (1).

« Ainsi s'expliquent, dit Calmeil, qui rapporte ce fait, ces oscillations continuelles de la volonté chez les démoniaques, ces luttes douloureuses, où le naturel, perverti par une maladie méconnue, l'emportait souvent sur le naturel honnête et heureux d'autrefois (2). »

En France (1632-1637), la démonopathie de Loudun fut d'une intensité particulière ; elle gagna Chinon, Louviers, Nîmes, etc., et même les terres papales d'Avignon. La supérieure, Mme de Belciel, tout en répondant aux questions des exorcistes, entend parler un être vivant dans son propre corps, se figurant qu'une voix étrangère émane de son pharinx. Sœur Agnès dit au duc d'Orléans qu'elle voit les réponses sortir de sa bouche comme si une autre les avait proférées (3).

« On m'a ôté la mémoire et jusqu'à la liberté de me jeter dans les bras de Dieu et de pratiquer un acte de dévotion. Béhémoth commença à me représenter toute ma vie, depuis l'âge de six ans, et me remit dans l'esprit, *par une lo-*

(1) Lenormand. *Exorcismes des possédées de Flandre*. Paris, 1623. Deux volumes in-8°.

(2) Calmeil. *De la folie*, liv. IV, chap. II, p. 524.

(3) *La Démonomanie de Loudun*, in-12 ; La Flèche, 1634. — *Cruels effets de la vangeance du cardinal de Richelieu ou histoire des Diables*, 1716 ; Calmeil, t. II, pp. 26 et suiv.

cution dans ma tête, jusqu'aux moindres actions déréglées auxquelles je m'étais laissé aller (1). (Délire palaingnostic mélancolique.)Les diverses épidémies de possession de Loudun, de Saint-Médard, de Morzine, de Verseguin, de Plédran, etc., etc., sont bien connues ; elles nous montrent tous les exemples possibles des diverses destructions du composé mental (2). »

Le Père Surin, si longtemps mêlé à la célèbre affaire des religieuses de Loudun. se sentait deux âmes et même trois, parfois, à ce qu'il lui semble. On sait qu'il demeura malade jusqu'à un âge avancé et fit plusieurs tentatives de suicide. Il nous a laissé une relation détaillée de son état mental.

« Je ne saurais vous exprimer ce qui se passe en moi durant ce temps (quand le démon passe du corps de la possédée dans le sien), et comme cet esprit s'unit avec le mien, sans m'ôter ni la connaissance ni la liberté de mon âme, en se faisant comme un autre moi-même, et comme si j'avais deux âmes, dont l'une est dépossédée de son corps, de l'usage de ses facultés et de ses organes, et se tient à quartier en voyant faire celle qui y est introduite. Les deux esprits se combattent dans un même champ qui est le corps, et l'âme est comme partagée : selon une partie de soi, elle est le sujet des impressions diaboliques, et selon

(1) Lettre de la supérieure des Ursulines au Père Surin.
(2) Pierre Janet. *Automatisme psychologique*, pp. 441-442.

l'autre, des mouvements que Dieu lui donne, ou qui lui sont propres (1).

« Je suis entré en combat avec quatre démons des plus puissants et des plus malicieux de l'enfer (2), moi, dont vous connaissez les infirmités... Depuis trois mois et demi, je ne suis jamais sans avoir un diable près de moi, en exercice. Les choses en sont venues si avant, que Dieu a permis, je pense, pour mes péchés, ce qu'on a peut-être jamais vu en l'Eglise, que dans mon ministère, le diable passe du corps de la personne possédée dans le mien ; alors il m'assaut, me renverse, m'agite et me traverse visiblement, en me possédant plusieurs heures, comme un énergumène. »

« Dans le même temps, je sens une grande paix, sous le bon plaisir de Dieu, et, sans connaître comment me vient une rage et aversion de celui qui produit comme des impétuosités pour m'en séparer, qui étonnent ceux qui le voient ; en même temps, une grande douceur qui se produit par des cris et des lamentations, semblables à ceux des démons. Je sens l'état de damnation et l'appréhende, et me sens comme percé des pointes du désespoir, en cette âme étrangère qui me semble mienne, et l'autre âme qui se trouve en pleine

(1) *Histoire des diables de Loudun*. Amsterdam, 1716.

(2) Il y a alors plus qu'un dédoublement, mais dissociation multiple de la personnalité. Les exorcistes reconnaissaient des possessions par un ou plusieurs démons ; dans le deuxième cas, le nombre en pouvait atteindre, suivant eux, celui d'une légion de diables, soit 6.666 !

confiance, se moque de tels sentiments et maudit en toute liberté celui qui les cause...

« Voire, je sens que les mêmes cris qui sortent de ma bouche viennent également de deux âmes. Les tremblements extrêmes qui me saisissent quand le Saint-Sacrement m'est appliqué, viennent également, ce me semble, de l'horreur de sa présence qui m'est insupportable et d'une révérence cordiale et douce. sans pouvoir les appliquer à l'une plutôt qu'à l'autre et sans qu'il soit en ma puissance de les retenir. Quand je veux, par le mouvement de l'une de ces deux âmes, faire le signe de croix sur ma bouche, l'autre me détourne la main en grande vitesse et me saisit le doigt pour le mordre de rage.

« L'extrémité où je suis est telle que j'ai peu d'opérations libres. Quand je veux parler l'on m'arrête la parole ; à la messe, je suis arrêté court : à table, je ne puis porter le morceau à ma bouche ; à la confession, j'oublie tout-à-coup mes péchés et je sens le diable aller et venir en moi, comme en sa maison. Dès que je me réveille, il est là, à l'oraison ; il m'ôte la pensée quand il lui plaît : quand le cœur est prêt à se dilater en Dieu, il le remplit de vague ; il m'endort quand je veux veiller et publiquement se vante qu'il est mon maître. »

On verra par les types de mélancolies modernes à teinte mystique plus ou moins nettes, que tous les caractères généraux précédents s'y retrouvent, toutes les variétés aussi peuvent s'observer, correspondant à la succession des étapes précitées.

Telles sont les formes zoophobiques initiales avec possession finale par les animaux redoutés ; dans les origines de l'histoire, à la période légendaire, on retrouve ces cas de zoanthropie, telle par exemple l'histoire des compagnons d'Ulysse transformés en bêtes (psychose collective possible), l'histoire d'Actéon, celle bien antérieure de la folie de Nabuchodonosor. Mais à ces périodes lointaines, l'histoire s'attache à quelques personnalités dont les faits et gestes résument ceux des collectivités sous-jacentes et les documents de psychologie morbide générale manquent.

En revanche le sauvage contemporain nous fournit, des cas de zoanthropie, comme certains aliénés rares de nos races, ou comme les possessions asiastiques par les buffles et les renards.

L'intervention ultérieure des sorciers maîtres d'asservir tel ou tel humain aux puissances malfaisantes et par conséquent d'asservir ces dernières à leurs rancunes personnelles et à leur haine est un reflet de la période fétichique du magisme où l'on croit pouvoir commander par de mystérieuses formules et des incantations appropriées, aux puissances inférieures.

C'est un commencement de conquête des déités malfaisantes, mais avant que l'humanité prenne *possession* de ses dieux tutélaires, elle se débattra encore durant des siècles contre ses phobies primitives personnifiées en abstractions terrifiantes.

Cependant, ce ne sont plus des bêtes, ce sont déjà de plus en plus des diables à figure humaine. Puis la crainte des diables évolue elle-même vers une sorte de monothéisme désolant parallèlement au monothéisme consolant plus épuré. Satan se trouve enfin en face de Dieu et plie finalement l'échine devant ses symboles multiples.

Il faut arriver au XVIIIe siècle, pour voir les épidémies de délires religieux à forme dépressive faire définitivement place à celles à forme théomaniaque. Antérieurement, on rencontre bien dans l'histoire des cas d'illuminisme, mais ils sont isolés et assimilés, à la possession, par les lois civiles et religieuses contemporaines. Jeanne d'Arc en est un bel exemple. Elle devançait son temps de trois siècles.

Au sortir des ténèbres du moyen âge, lorsque le christianisme triomphant des anciennes superstitions polythéiques du paganisme, donne naissance à des religions nouvelles schismatiques, la conception monothéique prévaut définitivement.

Nous trouvons le reflet de cette évolution mentale normale, dans les conceptions pathologiques des délirants.

Plus d'épidémie de lycanthropie, les anxieux, jouets des esprits inférieurs, c'est-à-dire reflétant les vieilles superstitions de l'idolâtrie grossière primitive, sont clairsemés et isolés. Si l'on rencontre encore des démonopathies endémiques, elles correspondent plutôt à des obsédés qu'à des possédés.

La foi, désormais établie en un Dieu sauveur tout-puissant, semble préserver la personnalité des attaques du démon. Les individualités ne sont plus entamées que tardivement et c'est Dieu lui-même ou ses représentants qui viennent hanter les aliénés. Au lieu des blasphémateurs qu'on livrait en masses aux bûchers d'autrefois, c'est une armée de prophètes qui se lève. Et il n'est pas toujours facile de distinguer les écrits des vulgaires théomanes de ceux des prophètes écoutés comme Jean Huss, Luther ou Calvin.

On l'a dit, c'est un siècle de foi et d'exaltation religieuse que celui où se produisent ces schismes tendant à ramener la religion à sa pureté primitive. Les aliénés y seront des mystiques convaincus de la présence de Dieu jusqu'en eux-mêmes.

A une phase intermédiaire de l'évolution se produisirent ces épidémies d'envoultement, de vampirisme (1) qui dénotent déjà une plus grande résistance psychique, tandis que les anciens zoanthropes et ensorcelés, objectivaient la source de leurs souffrances en deçà de leur personnalité physique (inclusion d'animaux) ; ceux qui accusent les goûles ou les vampires objectivent dans le monde extérieur des entités

(1) On observe encore des survivances de ces modalités psychopathiques et des délires zoanthropiques ou les hypochondriaques mélancoliques se croient possédés par des bêtes (microbes, vermines, lézards, etc. V. *Journal de psychologie*. microzoomanes. Marie et Pelletier, 1905.

imaginaires ; leurs personnalités physiques et morales sont attaquées, mais résistent.

Nous terminerons cet aperçu historique par quelques cas de délires mystiques de la période intermédiaire rapportés dans les vieux auteurs ; ils suffiront à montrer le contraste en même temps que les points communs qu'ils présentent avec les formes plus anciennes et dépressives rapportées pages 137 à 139

Le calviniste Elie Marion sent qu'un esprit forme dans sa bouche les paroles qu'il veut lui faire prononcer : « Il y a des fois que le premier mot qui me reste à prononcer est déjà formé dans mon idée, mais assez souvent j'ignore comment finira le mot que l'esprit m'a déjà fait prononcer ; parfois croyant dire une sentence, ce n est qu'un chant inarticulé qui se forme par ma voix. Je ne prononce nulles autres paroles que celles que l'esprit ou l'ange de Dieu forme lui-même en se servant de mes organes, c'est à lui que j'abandonne entièrement le gouvernement de ma langue... n'occupant mon esprit qu'à me rendre attentif aux paroles que ma bouche même récite... C'est alors un pouvoir étranger et suprême, qui me fait parler (1). »

« Il plut à Dieu, dit un autre prophète cévenol, de délier ma langue et de mettre sa parole en ma bouche ; sa volonté fut d'agiter mes lèvres et de se servir de ces faibles organes pour son bon plaisir : je sentis et entendis s'écouler par ma

(1) Elie Marion des Cévennes. — *Avertissements prophétiques*. Londres. 1707, in-12, p. 6.

bouche un ruisseau de paroles dont mon esprit n'était point l'auteur et qui réjouissaient mes oreilles. « Je t'assure, m'a dit le Saint-Esprit, que je t'ai destiné pour ma gloire, dès le ventre de ta mère..... » Délire palaingnostic (1).

« Ces théomanes, dit Montgeron (2) théomanie des jansénistes), parlent comme si leurs lèvres, leurs langues, tous les organes de la prononciation étaient remués et mis en action par une force étrangère.

« Il leur semblait qu'ils débitaient des idées qui ne leur appartenaient aucunement et dont ils n'acquéraient la connaissance que lorsque l'oreille était frappée des sons qu'ils étaient forcés d'articuler.

« Ils supposaient qu'une intelligence divine avait pris place dans leur âme devenue inerte. Quelques-uns entendaient d'ailleurs sortir de leurs poumons une voix autre que la leur... ils se comparaient à un écho ou à une personne qui ne dicte que ce qu'elle entend dicter » (Ex : Fontaine.)

Tostat dit que Dieu par sa lumière prophétique éclaire notre entendement malgré nous ; il peut ainsi remuer nos lèvres pour nous obliger de publier les choses révélées.

Les théomanes de Paris, comme ceux des Cévennes, les protestants, et les jansénistes de Saint-Médard s'accordaient tous à annoncer la fin du monde et la venue du prophète Elie sur la terre, et ils pensaient que c'était le Saint-Esprit qui les forçait à faire ces prédictions, et à prononcer leurs sermons (3).

(1) V. *Théâtre sacré des Cévennes*. Londres, 1707, in-12.
(2) Carré de Montgeron. — *La vérité des miracles*, in-4, 1737.
(3) Montgeron. — T. II, p. 48, cité par Calmeil, p. 345.

« Il y a une grande différence entre les paroles formées par notre imagination et les divines paroles, dit sainte Thérèse, nous ne saurions en oublier la moindre syllabe ; elles répondent à des pensées qui ne font que passer en un moment, dans notre esprit, ou à des pensées que nous n'avons plus et à des choses auxquelles nous n'avons jamais pensé. Notre imagination n'a pu se les figurer. L'âme ne fait qu'écouter ces paroles divines qui viennent de Dieu. Une seule de ces paroles divines comprend en peu de mots ce que notre esprit ne pourrait exprimer en plusieurs. Les divines paroles comprennent plusieurs autres sens outre celui qu'elles expriment, et cela, sans le marquer par *aucun son*. C'est une *manière de parler intérieure* et subtile. Ces manifestations qui viennent de Dieu remplissent l'âme de lumière et la laissent dans une grande paix ; celles qui ne sont que des illusions du démon causent des inquiétudes et du trouble (1). »

Ailleurs, la sainte décrit un état qui est à rapprocher de l'automatisme graphique. « Lorsque j'écris dans l'oraison dont je traite (quatrième degré) (2), je vois clairement que ni l'expression, ni la pensée ne viennent de moi. Quand c'est écrit, je me demande comment j'ai pu le faire, ce qui m'arrive souvent. »

(1) *Œuvres de sainte Thérèse*, p. 481-482.

(2) Sainte Thérèse distingue nettement quatre degrés d'oraison, comme les bouddhistes décrivent quatre degrés de contemplation dans le Nirvâna. (*Bhagavad-gita*, VIe lecture, cité par Barth. Saint-Hilaire, *Bouddha*, p. 136, et Ribot, *la Volonté*, p. 124.)

Le passage suivant des *Lettres spirituelles sur l'Oraison* montrera que l'auteur distingue aussi plusieurs sortes de fausses perceptions, parmi lesquelles on reconnaîtra les phénomènes moteurs :

« Vision et révélation : la vision est, lorsque Dieu manifeste quelque secret à l'âme et lui fait entendre quelques paroles et quelques sons mélodieux. Il y a des locutions et des voix intellectuelles qui se font dans l'esprit et dans l'intérieur de l'âme. Il y en a d'imaginatives qui se font dans l'imagination, il y en a de corporelles qui frappent les oreilles extérieures du corps.

Ainsi donc il y a, pour les auteurs mystiques, des visions intellectuelles et corporelles. des locutions et des voix *intérieures* et *extérieures* ; ces voix intellectuelles se font dans l'intérieur de l'âme ; les autres, corporelles, frappent les oreilles externes du corps.

Pourquoi ces voix et ces visions qui, en fait, émanent du malade, ne sont-elles pas siennes pour lui ? Il doit y avoir à cela des causes anatomiques et pathologiques.

Mais, en examinant les relations détaillées des extatiques, il y a lieu, pour notre sujet, d'établir deux catégories. Dans la première, la motilité persiste jusqu'à un certain degré. C'est un automatisme plus ou moins parfait.

La seconde catégorie est celle de l'extase en repos. L'idée seule règne d'ordinaire, abstraite ou métaphysique : Dieu, pour sainte Thérèse et Plotin, mieux encore le Nirvâna des bouddhistes. Les mouvements sont supprimés : on ne sent plus qu'un reste d'*agitation intérieure* (trouble psycho-moteur) (1).

« L'extase, suivant saint Martin, a pour caractère l'abdication de la volonté propre, de la réflexion de toute faculté personnelle ; tant que l'homme demeure, elle n'existe pas. Elle ne commence qu'à ce point où ce n'est plus Dieu que nous prions, mais *Dieu qui se prie lui-même en nous.* » Et ailleurs : « L'extase prend son origine dans l'exagération du sens divin, dans l'exagération d'un phénomène vrai... L'âme religieuse sent parfois abonder en elle des *mouvements merveilleux,* des dilections, des béatitudes infinies qui sont comme une vie nouvelle. »

« Jusqu'ici les limites du mysticisme, dit orthodoxe, n'ont pas été dépassées ; mais l'extatique ne tarde pas à les franchir et à entrer en possession de ce bienheureux état dont parle le philosophe inconnu dans son *Nouvel Homme*, où tout n'est que dilection. multiplication de la vie, ouverture des sens, résurrection d'un homme merveilleux, tout-puissant, maître de l'Univers et des essences éternelles ; il est roi : il est Dieu (2). » C'est bien là la confusion finale avec la divinité inspiratrice qui caractérise nos illuminés à troubles psycho-moteurs.

Carré de Montgeron, cité plus haut à propos du langage automatique des théomanes protestants, dit que « les pro-

(1) Ribot. *De la volonté*, p. 131-132.
(2) Moreau de Tours. *Psychologie morbide*, p. 232-233.

phètes ne pouvaient pas toujours exprimer ce qu'ils éprouvaient pendant l'impregnation divine » ; leur âme tombait alors dans une sorte d'extase qu'il appelle l'état de mort.

« L'âme, se trouvant entièrement absorbée par la vision, perd quelquefois totalement l'usage de ses sens, et d'autrefois seulement en partie. »

Le dernier terme de l'état pathologique, qui dans une partie des cas se traduit par l'inhibition partielle, c'est-à dire l'automatisme, consiste donc dans une inhibition complète, qui est l'extase.

« Dans cet état de ravissement, mon corps devient si léger qu'il n'a plus de pesanteur, c'est au point que je ne sens plus mes pieds toucher la terre... (1). » C'est la lévitation que nous retrouverons chez les démonolâtres s'envolant au sabbat en extase diabolique.

On peut observer dans nos asiles la survivance du même phénomène, Brillager en cite un exemple typique (2).

(1) *Vie de sainte Thérèse*, p. 206. Trad. du P. Bouix.

(2) « *La Reine des Nuages*. Elle fuit le globe terrestre et s'élève dans les nues, s'isolant ainsi. dans l'espace et dans le temps...

« Voici comment elle quitte la terre et la manœuvre qu'elle répète à tout instant : elle prend dans chaque main un sabot, une sébille de bois ou tout autre objet, puis elle s'affaisse un peu sur elle-même en se retournant à demi. Alors elle fait une grande inspiration, dilate autant que possible sa poitrine, gonfle ses joues, puis peu à peu elle se redresse en élevant ses bras en l'air ; bientôt elle ne touche plus terre que de la pointe du pied et souvent d'un pied seulement. Elle reste ainsi un instant comme suspendue, retenant sa respiration et les yeux tournés

Psychoses mystiques.

Définition. — *Le délire religieux* est le délire qui a pour objet la divinité et les choses de la religion ; le mot divinité étant pris dans son sens le plus large, c'est-à-dire s'appliquant aussi bien aux déités bienfaisantes qu'aux déités malfaisantes, aux dieux qu'aux diables.

On désigne plus particulièrement sous le nom de *délire mystique* ou de mysticisme une forme de délire religieux dans laquelle l'individu qui en est atteint se croît en relation directe avec la divinité. Mais dans la pratique on confond ordinairement ces deux expressions, *délire religieux*, *délire mystique*, en sorte qu'elles peuvent être considérées comme synonymes.

Sous la dénomination de *délires mystiques* on ne saurait tenter une réhabilitation de l'entité morbide que les anciens auteurs décrivaient sous le nom de *folie religieuse*. Elle a vécu comme les monomanies qui ont fait place aux délires systématisés. Nous pensons donc qu'il y a lieu de rattacher

vers le ciel... Elle est alors au plus haut point de sa lévitation. Elle redescend ensuite sur terre et produit avec sa bouche un bruit particulier indiquant la cessation des efforts violents qu'elle a faits. Vingt fois par jour, on voit cette femme se gonflant d'air et répétant tous les mouvements que je viens de décrire. Elle est convaincue qu'elle passe ainsi une partie de sa journée dans les nuages. » D. S., p. 62. C'est une mégalomane délirante chronique et non une hystérique les psychoses où se rencontrent des conceptions délirantes de nature religieuse à des types cliniques mieux définis, dont les délires mystiques ne sont que des modalités ; aussi avons-nous seulement en vue ici une question de séméiologie comparative permettant, selon nous, d'éclairer certains points psychologiques du mysticisme normal.

Causes sociales. — Nous esquisserons d'abord un court résumé des conditions générales de milieu, de temps, de lieu, d'éducation et d'hérédité, qui favorisent l'éclosion des délires mystiques.

En ce qui concerne les psychoses religieuses du moyen âge, les causes furent vraisemblablement les mêmes que pour les psychoses identiques qu'on peut encore observer de nos jours bien qu'exceptionnellement. Elles ont été maintes fois étudiées et nous nous contenterons de renvoyer aux documents historiques. La synthèse en a d'ailleurs été magistralement faite par Calmeil dans un traité de la folie considérée sous le point de vue pathologique, philosophique, historique et judiciaire. (Paris, 1845). Nous y avons puisé largement.

Mais un côté de la question qui a été peu abordé jusqu'ici, c'est l'étude des milieux particuliers, où se développent encore des délires mystiques. elle pourrait permettre d'induire à quelles conditions générales, étiologiques, ces psychoses ont dû d'éclater simultanément dans certains pays éloignés, à certaines époques et de s'y reproduire ensuite avec persistance. jusqu'à nos jours. Car un fait à noter, c'est qu'à l'heure actuelle, les régions qui paraissent produire des aliénés mystiques, sont précisément celles où régnèrent au moyen âge les psychoses religieuses à l'état endémique.

Comme on l'a dit (1), l'ignorance est la mesure de la religion ; toutes deux vont et suivent de compagnie. A l'accroissement de la science, correspond l'amoindrissement de la foi. Ces paroles peuvent s'appliquer au délire religieux qui sévit encore de nos jours dans les régions où l'instruction est le moins développée.

D'une façon générale, les facteurs étiologiques qui nous occupent sont de deux ordres ; les uns extrinsèques tenant au milieu ambiant, les autres intrinsèques tenant aux malades eux-mêmes, aux conditions de procréation de développement individuel, d'hérédité (milieux ancestraux).

Les régions montagneuses ou peu accessibles et peu fréquentées, amènent une vie confinée très propre à la perpétuation des vieilles superstitions du fétichisme primitif le plus grossier.

La misère physique s'y faisait particulièrement sentir, aux époques des grandes famines du moyen âge ; il en est de même des jeûnes exagérés commandés par le fanatisme religieux. Enfin la misère psychique résultait fatalement de l'ignorance superstitieuse invétérée. Le peu d'instruction répandue était purement religieuse ; il ne pouvait que pré-

(1) André Lefèvre. *Dictionnaire des sciences anthropologiques*, article *Religion*.

parer le terrain à l'action désastreuse des prédications terrifiantes faites au cours de missions tendant à catéchiser les populatives arriérées. Celles-ci manquaient leur but par le zèle intempestif des catéchistes comme cela se voit encore parfois pour les néophytes des missions coloniales. (*Possédés de Cochinchine*, Calmeil, 11. 417, LC).

« On a vu, dit Calmeil, le délire éclater à la suite de confessions mal dirigées, de sermons sur les peines de l'enfer dans lesquelles l'orateur avait cru devoir frapper l'esprit à l'aide de descriptions extravagantes et coloriées à plaisir, de jeûnes et de privations poussées au-delà des limites de la prudence. »

Luys, parlant des influences prédisposantes générales et intrinsèques des maladies mentales, s'exprime ainsi au sujet du rôle des préoccupations religieuses : « On est souvent porté à prendre ici l'effet pour la cause, et à rattacher le délire à l'influence religieuse qui lui donne seulement sa couleur. Il faut ne voir dans la manifestation religieuse qu'un phénomène secondaire et subordonné, qui trahit les habitudes d'esprit et de sensibilité du sujet. Les influences religieuses intrinsèques ne me paraissent donc pas avoir la portée qu'on leur attribue à tort. Ce n'est que le revêtement intérieur d'une excitation mentale préalablement existante. »

L'explosion de délire. dit Ball, se produit quelquefois à la suite d'excès sexuels ou d'abus solitaires. Mais elle résulte plus volontiers d'un *traumatisme moral*, d'une émotion pénible, d'un amour contrarié : d'autres fois, elle succède à une maladie plus ou moins grave ou bien à une série de veilles et d'abstinences prolongées qu'on peut regarder comme l'équivalent d'une maladie. Tels sont les effets, les conséquences de l'ascétisme. Plus d'un mystique, dit encore Ball, privé momentanément de ses visions célestes, a fait renaître ses hallucinations en se livrant au jeûne, à l'abstinence et à l'exaltation.

« Une cause fréquente de délire religieux, dit Baillarger, ce sont les missions, les sermons véhéments et les prédications qui peignent en vives couleurs les calamités de l'Eglise... En Irlande, une épidémie de délire mystique se manifesta ainsi il y a quelques années à la suite de prédications, destinées à amener un réveil religieux.

Une épidémie contemporaine, dans l'ouest où nous avons encore pu observer l'un des malades, éclata de même à la suite d'une mission prêchée dans la localité. Ajoutons que les missions se multipliaient aux époques de calamités publiques, pendant les famines notamment.

L'absence de croisements et la consanguinité des ascendants accumulent trop souvent la dégénérescence, multipliant les tares similaires neuro-psychopathiques et autres, elles préparent les délires endémiques. Plusieurs de nos observations personnelles portent sur des malades de l'Ouest.

Les campagnes fournissent dans ces régions un apport considérable d'aliénés. Or, dans ce milieu, les infirmités cérébrales l'emportent constamment sur les affections délirantes vraies, comme si la dégénérescence héréditaire y parcourait plus rapidement l'échelle régressive descendante... C'est que, dans ces campagnes, malgré l'application de vingt années de service militaire pour tous, le paysan est resté confiné, ne s'alliant volontiers qu'aux familles du même village ou d'alentour. Il en résulte la fréquence du même nom dans certain îlot du département et la coexistence fréquente à l'asile d'aliénés portant même nom, parents éloignés à leur insu, autant au point de vue pathologique que patronymique (1).

Ajoutons la débilité physique par privations et mauvaise hygiène sociale et la débilité mentale congénitale. compliquées de causes dépressives occasionnelles. (Chocs moraux, toxiques, stupéfiants.)

Une pratique fréquente des démonolâtres et des lycanthropes consistait à s'enduire le corps de certaines pommades et à boire des breuvages compliqués où entrait la belladone.

Encore de nos jours on trouve trace de ces pratiques (2).

Une première distinction est à faire selon que les conceptions délirantes mystiques sont ou non systématisées. On

(1) La Roche Gandon. Rapport 91, p. 12, Dr Friese et Marie.

(2) Voir l'observation citée plus loin : P. Reignard. *Les Sorciers*, 1887, p. 22 ; Bourneville et Teinturier. *Le Sabbat des Sorciers. (Bibliothèque diabolique.)* P. M.

peut classer en deux sous-groupes distincts les affections mentales où s'observe un délire systématisé de teinte mystique.

D'une part les cas où les idées religieuses sont l'expression d'un fond mental congénital ou acquis particulier ; l'aberration progressive en entraîne l'évolution systématique et la complexité croissante, suivant une marche cyclique.

D'autre part, les psychoses ordinaires non progressives ainsi que les folies toxiques, organiques, névropathiques, etc., pouvant s'accompagner d'idées délirantes religieuses. Ces dernières ne constituent alors qu'un des éléments multiples et variables du cortège symptomatique ; mais elles prennent une importance particulière au point de vue du diagnostic avec les précédentes.

Arrêtons-nous un instant tout d'abord sur ces psychoses religieuses systématisées à évolution chronique. Aux délires mystiques répondant à peu près au type établi par M. Magnan dans son délire chronique, on peut opposer des espèces morbides analogues comme début et chronicité, mais à évolution diamétralement opposée. Nous voulons parler des délires systématisés dits secondaires (1), en particulier des

(1) Séglas. *La Paranoïa*, p. 33, t. III, 1887. *(Arch. de neur.*, n° 39). — *An. Méd. Psy.*, janvier 1889 et juillet 1889. — *Progrès Médical*. n° 46, p. 1, 16 novembre 1889. — *(Caractères généraux des délits mélancoliques.)*

mélancoliques chroniques à idées de damnation et de possession, dont on doit la synthèse délicate à Cotard (1).

En ce qui concerne les formes de délires systématisés primitifs, nous rappellerons que M. Magnan rejette le délire mystique comme entité distincte, mais l'admet comme variété du délire chronique, puisqu'il en trace l'évolution comparative parallèlement au délire chronique type (2).

D'autre part si nous passons en revue les principales nomenclatures étrangères en psychiatrie nous y voyons également des délires religieux figurer comme variété d'autres grands groupes.

C'est ainsi que Griesinger (1845-1867) (3), que nous aurons plusieurs fois l'occasion de citer (édit. 1873, p. 361, 363, 687), au sujet de la théorie de la possession, décrivait des « Secondare Verrucktheit » à teinte mystique (délires systématisés secondaires démono-mélancoliques). Plusieurs observations de cette dernière classe sont typiques à notre point de vue. — Il leur oppose en dernier lieu les formes primitives de Snell, pouvant affecter une forme religieuse exaltée (4). Hertz, Ripping, Nasse et Samt (1874) distinguent aussi ces

(1) Cotard. *Arch. de Neurol.*, 11 et 12, 1882.

(2) Magnan. *Leçons cliniques. (Prog. Méd.*, 1887.), p. 182.

(3) Griesinger. *Maladie mentale*, 65. — *Trad. Daumie* et *Arch. of. Psych.* Bd. I, 148, et édition 1873, pages, 361, 363, 367.

(4) Snell. *Uber monoman als primare forme der Talenstorung*, 1865. Birh.

Werrucktheit ou Wahnsinn (1) primitives et secondaires Samt en particulier places les délires religieux comme sous-variété de la forme originaire, de Sander, qu'il divise en hallucinatoire dépressive ou exaltée (2).

Avec Mendel (3) la terminologie se transforme et la paranoïa remplace les Werruckhtheit ou Wahnesinn. Mais Krafft-Ebing lui applique la même distinction que les auteurs précédents ; pour lui il y a une paranoïa secondaire (née le plus souvent d'état mélancoliques) et une paranoïa primitive ; il en étudie les variétés religieuses (4).

Krœpelin distinguant aussi des formes primaires de délires systématisés et d'autres secondaires, surtout aux états mélancoliques décrit les délires religieux du premier groupe (5). Witkowski insiste sur les formes secondaires et établit des modalités de transition entre la mélancolie vraie et ces Werrucktheit « ce sont les gens déprimés en permanence négateurs, sceptiques, pourris, damnés, immortels (6) ».

(1) Hertz. Nasse. *Allg. Zeitung of Psych.* Bd. XXXIV, p. 167, 1878.

(2) Saint. *Die Nationwisench. Methode in der Psychiatrei*, Berlin, 1874, p. 38-42.

(3) Mendel. *Eulenburg's Encyclopédie*, nov. 1883. — *Berliner Gesellschaft f. Psy. undeh Nerve Zitzung*, 9 avril 1883. — *Neurol. Centralblatt.*, 5, 1883.

(4) Krafft-Ebing. *Lehrbuch der Psych. Stuttgard.* — *Id.*, 1879, Bd. II. — *Id.*, 1881 et 1888. — *Irrenfreund*, XX.

(5) Kræpelin. *Compendriens der Psych.*, 1883. — Leipsik, *id.*, dernedit., 1889.

(6) Witkowski. *Congrès annuel des aliénés allemands*, Bd., 1885, et *Alg. Zeitung f. Psych.*, Bd. XLII, 6, 1886.

Schüle enfin divise en deux ces délires systématisés (1) : 1° Idées délirantes nuisant au moi, le rapetissant, exemple : personnalité attaquée par le démon ; 2° idées délirantes élargissant le moi ; exemple : idées religieuses aboutissant à la mégalomanie.

En Amérique, Spitska (1883) (2) décrit deux sortes de délires systématisés, *a*) expansifs. 3e sous-variété. délire systématisé de caractère expansif religieux ; *b*) dépressif. à sous-variété religieuse également.

En Italie, Morselli (3) et Buccola (1883) distinguent aussi plusieurs formes de paranoïa : et à côté du délire des persécutions proprement dit (*Querulenti e litiganti*), ils décrivent une seconde forme de couleur érotique ou religieuse. Amade et Tonnini (4,(1883) opposent en outre à ces paranoïa dégénératives des formes psychoneurotiques ; le délire religieux figure dans leur classification dans l'un et l'autre groupe à titre de sous-variété de chaque forme (originaire, primitive. tardive, hallucinatoire ou non). Riva et Tanzi (5). dans leur

(1) Schule. *Klinische Psychiatria.* — *Specielle Pathologie und therapie der Geisterkrank.* Leipsik. 1886. — Traduction française de MM. Duhamel et Dagouet, P., 1888.

(2) Spitska. *Luzane delusions. Journal of new and mental dizases*, 1881.

(3) Morselli et Buccola. *La piazzia sistematizzata. Giornale della R. Acad.* et *Rec. sperim. de Frenatria*, 1882, p. 80). (Torino, 1883-210.

(4) Amadei et Tonnini. *La Paranoïa e le sue forme. Archietal per le mal. nervo*, 1883-1884.

(5) Riva et Tanzia. *Rec. sperim. di Frenatria*, 1884, 1885,

tableau des sept formes de paranoïa, rangent la folie religieuse en troisième lieu après les formes à délire de persécution ou ambitieux, et avant les formes érotiques. Pour eux, comme nous le reverrons dans la suite de notre étude, le fond mental dégénératif est de règle comme pour les autres paranoïaques.

En Russie (1). la même idée est développée par Rosenbach, tandis que Greidemberg admet, à côté des formes héréditaires, d'autres non degénératives, les idées religieuses pouvant exister dans l'un et l'autre cas (2).

En Belgique, Guislain oppose au délire religieux combiné à la mélancolie (p. 129 et 187), la mégalomanie religieuse incurable. « Ces dieux, ces saints, ces papes, etc.; ne guérissent pas, à moins que les idées relatives à ces transformations ne soient fournies par une mélancolie ou une manie (3)... » Avant d'en finir avec ces questions délicates de nomenclature, nous croyons devoir préciser à quoi correspondent, suivant nous, les termes de délires systématisés primitifs ou secondaires souvent employés. Chez le mélancolique, on l'a dit, le délire est secondaire et consécutif à l'état affectif; chez le délirant chronique, le délire est essentiel et primordial (4).

La mélancolie, proprement dite, n'est pas un délire systé-

(1) Rosenbach. *Messager Russe*, 1884.
(2) Greidenberg. *Messager Russe*, 1885.
(3) Guislain. *Leçons orales sur les necropathies*. Gand, 1852.
(4) Magnan et Sérieux, p. 110.

matique. Lorsque cette vésanie passe à l'état chronique et qu'un délire systématisé vient se greffer sur l'état primitif, ce délire est secondaire.

La mélancolie type, religieuse ou non, a en effet, pour base, un trouble du fond émotionnel qui change absolument l'état moral du sujet. Les idées délirantes par suite, lorsqu'elles arrivent en second lieu, se trouvent en contradiction avec le caractère, et les idées antérieures. Il y a déjà changement du ton de la personnalité. d'où le délire à marche divergente ; tandis que le persécuté reste toujours le même, lorsqu'il délire et présente un délire convergent sur lui-même ; par suite de l'origine primitive, des idées délirantes et des troubles psycho-sensoriels qui les accompagnent.

Ces expressions primitives ou secondaires ont été l'objet de confusions nombreuses entre les auteurs, tant en France qu'à l'étranger les uns considèrent l'expression de délire primaire comme synonyme de systématisation d'emblée, par opposition à la systématisation progressive ; d'autres, considérant avec Morel la période d'inquiétudes (ancienne période hypocondriaque) comme l'équivalent de l'accès mélancolique primitif des psychoses secondaires, décrivent tous les délires systématisés comme secondaires.

Cependant, les délires de persécution systématisés (à teinte mystique ou non) sont des délires *primitifs*, car ce sont des troubles primitifs de l'idéation, se combinant à des phénomènes sensoriels ; ils ne représentent en somme que l'exagération, la constatation et la traduction délirante des tendances particulières, natives et premières de l'individu. On pourrait distinguer encore parmi les délires dits secondaires, aux états mélancoliques, selon la variété de mélancolie primitive (formes hypocondriaques, anxieuses ou avec idées de persécution, etc.).

Ces sous-distinctions n'ont pas peu contribué à la confusion précitée ; on a parfois décrit comme consécutives aux délires de persécution des formes en réalité secondaires à la mélancolie avec idées de persécution :

Des psychoses décrites comme secondaires à un état maniaque n'étaient que consécutives à un état anxieux de mélancolie agitée. Aussi, sans entrer dans ces distinctions spécieuses, nous en tiendrons-nous aux catégories ordinaires. c'est-à-dire aux mélancolies chroniques (délires systématisés dits secondaires, Cotard) et aux délires de persécution (délire dit chronique, Magnan) (à systématisation primitive, Séglas), dont nous signalons les variétés religieuses.

Le *mysticisme*, avons-nous vu, dans sa signification la plus générale est la prétention de connaître sans intermédiaire et en quelque sorte face à face, la divinité (V. Cousin). Le mot divinité est ici pris dans son sens le plus large, c'est-à-dire désignant aussi bien les déités bienfaisantes ou malfaisantes, dieux et diables.

Chez les aliénés, cette croyance à des rapports surnaturels, s'étaie sur des hallucinations et des interprétations délirantes qui leur font attribuer aux phénomènes fortuits une origine mystérieuse et une signification fatidique. L'objectivation délirante qui constitue le fond de cet état mental de l'aliéné n'est que l'extériorisation d'un dynamisme psycho-sensoriel ou moteur. L'éréthisme sensoriel pousse le malade à attribuer à des êtres fictifs ses impressions imaginaires. L'éréthisme moteur fait, qu'il attribue à des volontés étrangères ses mouvements en quelque sorte imaginaires et virtuels, ou ses impulsions automatiques inconscientes.

Les deux sortes de phénomènes moteurs et sensoriels existent souvent, mais leur ordre d'apparition paraît d'une importance considérable en ce que de lui dépend le sens dans lequel s'opèrera la systématisation.

Si les troubles psycho-moteurs sont primitifs, la personnalité tendra à se dissocier, à s'anéantir. Au contraire l'éréthisme sensoriel primitif provoquera l'exagération, l'hypertrophie du moi, comme on l'a dit, et la mégalomanie vraie avec ou sans dédoublement consécutif.

La possession par le bon ou mauvais ange est donc l'énonciation par le malade, d'une même vérité psychologique, à savoir, la constitution d'un dynamisme réalisant une force supérieure à l'individualité première. Aussi comprend-on qu'on observe cliniquement la coïncidence ou la succession des deux (possession diabolique et inspiration par incarnation divine). Mais ce serait une erreur de croire que toujours le démoniaque se transforme en théomane. il paraît au contraire, y avoir deux ordres de systématisation opposés bien que partis d'un état initial identique en apparence.

Donc dans un groupe, on peut ranger les délires religieux à formes dépressives (systématisation des mélancolies chroniques). Les troubles psycho-moteurs y sont primitifs par rapport aux troubles sensoriels consécutifs et non constants, désagrégation de la personnalité d'emblée.

Dans l'autre groupe, viennent les délires religieux à systématisation (sans états mélancoliques ou hypocondriaques vrais antérieurs). Évolution vers la théomanie, troubles sensoriels, primitifs, par rapport aux troubles psychomoteurs secondaires possibles (dédoublement tardif ou objectif de la personnalité). Notre premier groupe comprend les formes complètes des délires de négation. le deuxième, les formes religieuses du délire chronique de M. Magnan. Les hallucinations motrices paraissent le lien unissant ces deux groupes opposés, et les différenciant eux-mêmes du type principal auquel ils se rattachent respectivement.

Cette distinction équivaut cliniquement à la distinction psychologique de Morel. Pour lui, le délire religieux peut résulter effectivement, soit de l'exagération de l'amour de Dieu (théosophes et prophètes, formes délirantes exubérantes), soit de la crainte de sa loi (formes dépressives) (1).

Au point de vue psychologique, il serait plus juste de dire *autophilie*, amour de soi-même, qu'exagération de l'amour

(1) Morel. *Traité de maladies mentales*, 1860, P.

de Dieu, car, ainsi que le fait remarquer Moreau de Tours (p. 227) : « Qu'est-ce que la théosophie, suivant Gerson. Bœhm, etc. ? C'est une théologie, une métaphysique, une cosmologie, la science des sciences révélée... Théosophe c'est-à-dire plus que philosophe et plus que théologien, c'est-à-dire encore savant de la science de Dieu même. Au théosophe, les écritures révèlent d'elles-mêmes leur sens mystérieux, la nature ses plus secrets symboles ; l'âme ses mystères ; tous les voiles tombent devant ses yeux, il saura tout, sans avoir rien appris, il raillera la science humaine, si défectueuse et si lente.

« Même dans les passions de l'amour et des sentiments religieux, l'aliéné reste ordinairement égoïste, dit aussi Falret (1), il est en proie à des préoccupations toutes personnelles de damnation, et croit qu'il a été choisi par Dieu pour remplir une mission divine... »

Aussi, les théomanes sont-ils souvent en opposition avec les croyances religieuses de leur pays, et c'est surtout aux ministres du sacerdoce que s'adresse leur haine et la fureur de leurs vengeances. « Comment souffrir les prétentions d'un nouveau Christ, d'un nouvel apôtre saint Jean, d'un nouvel Elie, quand on lui répète depuis le matin jusqu'au soir, que le temps de purger l'hérésie est arrivé ; que c'est Dieu lui-même qui parle, qui ordonne par cette bouche (2) ! »

(1) J. Falret. *Etudes cliniques sur les maladies mentales*, p., 1889.

(2) Calmeil. *De la folie*, p. 81.

Dans toutes les maladies mentales on peut observer à un moment ou à un autre des idées délirantes de teinte religieuse, celles-ci occupant d'ailleurs dans l'ensemble symptomatique une place plus ou moins importante.

Les idées délirantes religieuses non systématiques peuvent ainsi s'observer dans la manie ; la folie à double forme : les états démentiels (antérieurement ou consécutivement à la démence) ; la paralysie générale ; certaines intoxications en particulier le haschich, l'alcoolisme ; les névroses (l'épilepsie et surtout l'hystérie) ; les états dégénératifs : l'idiotie et l'imbécillité présentant peu d'intérêt à ce point de vue, en revanche la débilité mentale offre un terrain propice à l'éclosion des idées délirantes religieuses ; une transition insensible sépare ces dernières des délires systématisés types.

Les folies raisonnantes à systématisation fausse sans subtratum hallucinatoire n'échappent pas à l'orientation mystique de leurs spéculations délirantes ; ces maniaques raisonnant sur un thème religieux touchent aux frontières de la folie et certains forment la transition avec les cas que l'anthropologie criminelle a dénommé criminels nés à cause de leur délinquence intrinsèque et congénitalement latente, de par leurs tares ancestrales. Ces héréditaires mattoïdes forment la phalange des fanatiques homicides anciens ou modernes ; ils enveloppent leurs tendances sanguinaires irrésistibles sous le manteau de telle ou telle foi mystique ancienne, ou d'un néo-mysticisme politique équivalent. (1) Ici

(1) Lombroso. *L'Anarchisme*. Trad. Marie et Hamel (Flammarion).

la moralité congénitale des sujets n'est nullement exclusive d'un fanatisme mystique non moins monstrueux qu'ardent et passionné ; ce fait montre l'indépendance des moralités par rapport aux conceptions religieuses concomitantes. Nous retrouverons ces cas limités à propos des réactions antisociales si communes chez les délirants mystiques de tous ordres (chap. XII).

Dans cette classe intermédiaire de psychoses à teintes mystiques se rangent les dégénérés supérieurs à délire systématisé se rapprochant plus ou moins de celui des délirant systématisés progressifs et certains déments précoces à stéréotypies. Au confin de ces formes voisines se trouvent en effet ces évolutions délirantes figées en quelque sorte dans leur période de transformation, arrêt idéo-émotionnel de Ferrero (symbolisme mystique). Dans ces mentalités avortées en pleine désagrégation on se trouve en présence, d'attitudes, de gestes, d'expressions monotones et automatique, désormais inconscients. Elles reflètent des préoccupations mystiques éteintes dans l'esprit déchu du malade qui ne pense plus, mais elles sont le symbole survivant à des conceptions disparues, comme la coque ne recouvrant plus que le vide d'un fruit dévoré par les progrès d'un mal caché.

Il se passe dans l'esprit malade de ces déments stéréotypés ce qui s'est passé dans l'évolution mentale de l'espèce où les symboles survivent généralement aux conceptions initiales dont ils furent l'expression synthétique. La loi de l'arrêt idéo-émotionnel qui fait passer à l'automatisme réflexe les modes d'expressions synthétiques les plus complexes s'exerce ici dans l'évolution mentale morbide, comme elle s'est exercée et s'exerce toujours dans l'évolution mentale normale.

Un fait d'observation pratique peut être regardé comme acquis, c'est que chez les protestants, les préoccupations religieuses portent en général sur des questions de controverse théologique, tandis que chez les catholiques, la crainte d'une confession incomplète, le remords d'une mauvaise communion et des scrupules de conscience sont les idées qui prédominent au milieu du délire religieux (1).

Il en résulte que la mélancolie religieuse est plus fréquente chez les seconds, la théomanie chez les premiers.

Or nous voyons dans l'histoire apparaître les théomanes avec le grand schisme de la réforme, alors qu'auparavant régnaient presque exclusivement les épidémies de possession.

Mais, comme Calmeil le remarque à la fin de son étude philosophique, de nouvelles erreurs menacent encore la pathologie encéphalique et mentale ; or, c'est du magnétisme et du spiritisme que dérivent à nouveau ces épidémies de dissociation de la personnalité dont l'Amérique protestante a donné les premiers exemples. Les esprits frappeurs remplacent ici le diable des possessions primitives, mais le mécanisme de la psychose est le même ainsi que sa contagion rapide aux hystériques. Il est curieux de voir ainsi

(1) Marcé. *Médecine mentale*, p. 100 et 101.

l'équivalent de la démonopathie ancienne renaître dans des milieux modernes et d'une confession différente.

J'ai vu, il y a quelques années, un homme fort intelligent et d'un esprit cultivé. Il s'était adonné à des invocations surnaturelles après avoir lu certains ouvrages de spiritisme, et il avait fini par évoquer un mauvais esprit : mais semblable à ces enchanteurs maladroits qui, faute de connaître les formules sacramentelles, après avoir fait paraître le diable, ne pouvaient plus se débarrasser de lui, il était resté en tête à tête avec son persécuteur et se croyait lié par un pacte irrévocable, qui le rendait esclave du démon auquel il avait voulu commander (1).

En revanche, les spirites modernes ont rapidement conquis l'inspiration directe de plus en plus complète. Après les esprits frappeurs et les tables parlantes on en est arrivé aux tablettes écrivantes, et enfin à l'automatisme graphique le plus pur des médiums écrivains.

Cette nouvelle religion a suscité une légion de prophètes par l'intermédiaire desquels les prophètes disparus se sont à nouveau exprimés ; à côté de cette phalange de croyants normaux s'est levée aussi, comme leur caricature, une phalange de prophètes malades ressuscitant à leur tour les appelants convulsionnaires d'antan.

J'ai décrit ailleurs des psychoses néomystiques à automa-

(1) *Bull.*, p. 485

tisme graphique et à lésions cérébrales finales correspondantes (1).

Le déterminisme purement psychologique de la volonté, dit Manouvrier, se trouve limité, contrarié, ou même annihilé par l'autonomie des centres moteurs. Cette autonomie méconnue par les sensualistes est la condition physiologique du sentiment que nous avons de notre liberté intérieure (2).

C'est inversement la condition pathologique des idées délirantes de possession démoniaque ou théomaniaque, aussi bien dans les délires religieux anciens que dans les psychoses néomystiques des spirites malades.

(1) *Journal de psychologie.* Spiritisme et folie. Marie et Pelletier, 1905.

(2) *Revue philosophique*, 1884, t. XVII. Manouvrier.

Résumé comparatif des phases d'évolution des délires religieux à systématisation secondaire ou à systématisation primitive.

PREMIÈRE PÉRIODE

Etat anxieux aigu.	Phase d'inquiétude.

DEUXIÈME PÉRIODE

Démonomanie interne.	*Démonomanie externe.*
Systématisation secondaire : Démonophobes. Damnophobes. Damnomanes. Verminomanes Zoanthropes. Microzoomanes. Ensorcelés. Damnopathes. Possession démoniaque vraie. Dédoublement précoce et subjectif de la personnalité, désagrégation mentale. Idées de négations partielles et d'organes obturés par inclusions viscérales, sorts jetés ou maléfices diaboliques.	Systématisation primitive : Démonopathes obsédés par des monstres infernaux. Envoultés(aiguillettes nouées). Persécutés par les vampires ; hantés par le démon tentateur, les revenants, les spectres, etc. Dédoublement objectif sans dissociation du moi. (La personnalité physique peut être attaquée ou entamée, mais résiste victorieusement ou se répare.)

TROISIÈME PÉRIODE

Démonolatrie — négation de l'ancienne personnalité — identification progressive avec la personnalité détestée, loup-garou sorcier ou démon (atrophie du moi). Pseudo-mégalomanie finale — négation totale — immensité dans le néant — délire d'énormité.	Mégalomanie vraie (révélations consolatrices et fortifiantes, illuminisme prophétique hypertrophie du moi — identification progressive avec la divinité inspiratrice, dédoublement tardif subjectif par exagération de la personnalité. Théomanie.

CHAPITRE VIII

Mysticisme et Dégénérescence.

DÉBILITÉ CONGÉNITALE. NÉVROSES DÉGÉNÉRATIVES. PSYCHOSES ÉPISODIQUES.

Suivant le mot d'Esquirol, l'idiot est un malheureux qui n'a jamais possédé, alors que le dément est un riche devenu pauvre.

Au point de vue qui nous occupe, les états dégénératifs représentent en effet toutes les modalités d'arrêt de développement immobilisant aux stades inférieurs la mentalité religieuse de ces malades. Leurs délires ou leurs préoccupations maladives empreintes de teintes mystiques variées correspondent toujours à une des étapes plus ou moins grossières et frustes de l'évolution historique.

Ils ne s'élèvent pas au-dessus et représentent un état de regression spécifique bien que n'ayant jamais atteint individuellement le degré sus-jacent.

Chez l'idiot et l'imbécile on observe assez fréquemment des préoccupations religieuses, mais elles ne présentent pas un caractère assez actif pour mériter le nom d'idées délirantes. Le plus souvent d'ailleurs, leurs pratiques de dévotion ne sont qu'imitées ou commandées, et comprenant mal ce qu'ils voient et ce qu'ils entendent, ils se livrent à des actes entachés de niaiserie et d'absurdité.

Comme le fait justement remarquer Calmeil (1) :

« Les imbéciles se livrent volontiers, par imitation, à certaines pratiques qui font quelquefois supposer en eux un ordre de qualités morales, un ordre de sentiments dont ils ne soupçonnent même pas l'existence. Ils récitent des prières, assistent aux cérémonies du culte sans que l'idée abstraite d'un être supérieur à l'homme, d'une divinité ait jamais trouvé place dans leur esprit. »

Les débiles, quoique ayant un niveau intellectuel moins inférieur, ont encore une grande faiblesse de jugement et sont par suite d'une extrême crédulité.

« Les superstions les plus ridicules, dit M. Legrain (2), s'implantent dans l'esprit du débile ; il est d'une crédulité démesuré : il s'étonne de tout, et c'est chez lui qu'on trouve développée au plus haut point le besoin du merveilleux. Le débile est la proie des sorciers, des magnétiseurs, des diseurs de bonne aventure et de tous les exploiteurs de la crédulité humaine. Les débiles sont accessibles aux croyances religieuses exagérées, et peuplent en grande partie les

(1) Calmeil, *loc. cit.*, t. I, p. 71.
(2) Legrain. *Du délire chez les dégénérés*, p. 27.

temples de toutes les religions ; les couvents et autres établissements de ce genre leur offrent souvent un asile. Ils croient aux démons, aux esprits ; ils se croient parfois possédés, et ce sont eux qui contribuent pour une large part à alimenter les épidémies des convulsionnaires. »

Le plus souvent les idées délirantes religieuses du débile sont confuses et fugaces.

Un malade de ce genre que nous avons observé à l'asile croyait avec toute sa famille être la victime de pratiques d'envoûtement de la part d'un prêtre de leur connaissance.

Nous avons, d'autre part, observé les survivants d'une petite épidémie de démonopathie qui fit l'objet. en son temps, de deux études détaillées l'une insérée au numéro de juillet 1882, dans les *Annales*, due à MM. Reverchon et Pagès, l'autre publiée par M. Lapointe.

Nous avons nous-même suivi celui d'entre ces malades dont les troubles mentaux ont persisté ; il figure au rapport de 1891 sur l'asile de la Rochegandon. « Le nommé L. P..., dit M. le docteur Friese, est entré pour la sixième fois après être sorti il y a à peine trois mois ; c'est un dégénéré héréditaire, qui depuis des années présente un enchaînement ininterrompu de périodes de dépression mélancolique, puis d'excitation maniaque avec des rémittences plus ou moins longues. Les dernières rechutes arrivant à des intervalles de plus en plus rapprochés doivent faire redouter l'incurabilité et la démence prochaine, » p. 22.

On le voit, l'évolution progressive manque ici, il y a bien une psychose chronique mais sans systématisation suffisante ; au contraire. les accès paroxystiques homologues se ressemblent tous, affectant même début, même marche et terminaison brusque. Pendant l'accès, le malade est dans un état anxieux avec panophobie, il voit le démon dans tous ceux qui l'approchent et s'agite alors d'une façon extraordinaire.

Au début, dans les accès où sa famille a déliré avec lui, le point de départ aurait été une mission prêchée dans le voisinage ; puis s'y adjoignirent les pratiques d'un rabouteur consulté sur leurs malaises, qui prescrivit une décoction de belladone et d'absinthe. Ces six malheureux, complètement nus, parcouraient la campagne, jetant des pierres et cassant des vitres ; ils se réunissaient la nuit dans les cimetières, allaient à l'église maltraiter ceux qui s'y trouvaient ou poursuivaient les gens en pleine campagne, comme les lycanthropes d'antan. Une nuit, ils firent une sorte de sacrifice sabattique, en simulant l'égorgement d'un bouc sur une peau d'outre.

La terminaison de cette épidémie de délire religieux est intéressante. Les deux sœurs, hystériques à stigmates, guérirent les premières ainsi que le père et la mère, les deux frères se calmèrent à leur tour et tous sortirent. La vie commune et l'échéance du deuxième accès de notre malade fit reparaître les mêmes accidents non seulement chez lui.

mais chez tous. Cette fois, grâce aux conseils du médecin de l'Asile, l'isolement fut suivi à la sortie de la dispersion des membres de la famille ; les sœurs allèrent à la ville avec le père et la mère, le fils cadet changea de pays ; notre malade, isolé dès lors, délira seul périodiquement : ses accès, où la phase dépressive prédominait tout d'abord, devinrent seulement plus rapprochés avec le temps et marqués par une agitation plus grande.

Les autres membres de la famille, restés depuis indemnes étaient l'élément passif. dans cette folie communiquée ; notre malade représentait le chronique qui marque l'épidémie au coin de son délire.

La prédisposition héréditaire commune se manifestant par l'hystérie et aussi par la dégénérescence mentale ordinaire, est assez nette ici pour qu'il ne soit pas besoin d'y insister.

Dans le cas précité les conceptions délirantes sont demeurées frustes. malgré le passage à l'état périodique et chronique ; il n'en est pas toujours de même chez les débiles où l'on peut observer un certain degré de systématisation. D'une façon générale, le degré de coordination logique et méthodique des conceptions délirantes systématisées paraît en raison inverse de l'état dégénératif congénital.

Mais entre les deux types extrêmes, on rencontre toute une série d'intermédiaires parmi lesquels se rangent la plupart de nos délirants mystiques systématiques.

L'existence de ces types de transition à antécédents héréditaires plus ou moins nets, a d'ailleurs été signalée tant en France qu'à l'étranger, par les auteurs mêmes qui opposent aux psychoses des héréditaires des formes de délire pathognonomiques d'un état non dégénératif. C'est ainsi que Greidenberg, on l'a vu. admet des paranoïa systématisés, progressives, héréditaires, et d'autres non dégénératives.

M. Magnan décrit de même le délire chronique comme pouvant se développer chez les dégénérés. Nous lui avons emprunté plusieurs observations de cette catégorie. Il n'y a donc pas lieu au point de vue spécial des malades qui nous occupent (mystiques), d'établir une opposition tranchée entre les cas à héredité psychopathique et ceux où elle manque? Tout ce qu'on peut dire d'après les faits précités, c'est que les malades chez lesquels se trouve une hérédité accumulée n'ont que des bouffées protéiformes, polymorphes, sans cohésion ni systematisation nette, avec rémittícence ou même guérison. Au contraire ceux à tares héréditaires ou acquises moins nombreuses, coordonnent plus soigneusement leurs conceptions délirantes et peuvent fournir une psychose d'évolution plus ou moins rapide, à phases plus ou moins distinctes.

La durée d'évolution de la psychose paraît en raison inverse des tares : plus celles ci sont nombreuses, moins le malade résiste en quelque sorte à son délire et s'attarde à systématiser ses conceptions, aussi sont-elles moins bien coordonnées. La lésion anatomique semble plus étendue dès le début. l'éréthisme atteint à la fois les sphères sensorielles et motrices au lieu de se propager successivement des unes aux autres ; on l'a dit, ces dégénérés sont de « mauvais accumulateurs » (Féré), aussi ne capitalisent-ils pas leurs excitations psycho-sensorielles ; ils les transforment plus vite en phénomèmes moteurs ; leur délire est d'emblée ambitieux, et l'on observe, par exemple, en même temps la théomanie inspirée et l'osbession démoniaque. De là le polymorphisme des conceptions morbides religieuses. (On observe, par exemple, en même temps, la théomanie avec inspiration psychomotrice et la possession démoniaque.

Le travail de systématisation constitue la période de préparation de la maladie : elle dure jusqu'à ce que le malade ait trouvé la formule définitive de son délire : elle correspond à une lutte qui est d'autant plus courte que la faiblesse d'esprit du malade est plus marquée. Aussi l'éclosion brusque de bouffées délirantes correspond-elle au degré le plus marquée de débilité mentale.

Certains malades se plaignent d'influences diverses sans être capables d'en pénétrer la nature ni pouvoir articuler une tentative d'explication sur les actions ni sur les moyens dont elles résultent pas plus que sur les raisons ni les auteurs possibles de leur mise en jeu.

Ce sont les débiles au plus bas degré de l'échelle, ils rappellent l'état psychique naturiste primitif qui voit tomber une pierre et lui attribue la cause immédiate du phénomène. C'est dans le même état mental que se trouve le sauvage qui s'agenouille et adore le fusil à qui il attribue la force susceptible de faire partir le coup de feu.

Le même état d'esprit se retrouve chez le tout jeune enfant qui. se heurtant à un objet qui éveille sa douleur, frappe ensuite cet objet, ou demande qu'on le fouette pour le punir.

Le chien parfois mort avec colère le fouet de son maître et semble lui attribuer la responsabilité des coups qu'il en a reçu.

Il semble donc que chez certains malades la faculté d'abstraire et de créer des êtres fictifs soit émoussée, ils attribuent directement aux corps les phénomènes dont ils les croient le siège. Si une pierre tombe. ce n'est pas qu'un esprit, par exemple, le veuille, c'est qu'elle le veut elle-même.

D'autres arrivent à formuler l'explication du moyen employé pour leur nuire sans discerner qui peut les mettre en jeu ; ou bien ils désignent comme tels des êtres imaginaires, collectivité ou individualité : enfin ceux-là désignent des collectivités existantes et parviennent ainsi plus ou moins vite à personnifier le meneur supposé par une sorte de hiérarchisation progressive de leur persécuteur. C'est alors que naît le danger des réactions violentes vis-à-vis de telle personne désormais déterminée dans leur esprit.

Les conceptions secondaires de défense et de grandeur que reflètent ces symptômes, ne sont que la compensation, le corollaire des idées de persécution; s'ils sont assez intelligent pour avoir rapporté ces persécutions à une personne réellement existante, il est probable qu'ils agiront de même, dans le choix des protecteurs auxquels ils auront recours.

Mais s'ils attribuent leurs souffrances à quelque entitée imaginaire plus ou moins absurde, ils invoquent généralement pour s'en protéger des êtres analogues.

On conçoit que tout autres seront les moyens d'attirer l'attention d'un fonctionnaire public que le malade assiégera de visites ou de lettres, et tout autres les exorcismes tendant à invoquer une divinité ou un esprit.

Cependant, il en est qui, par des exorcismes se figurent intéresser à leur sort le président de la République ou le Sénat.

D'autres se contentent de s'abriter par des conjurations magiques contre des engins qu'ils désignent, sans s'occuper de celui ou ceux qui peuvent les mettre en œuvre.

On sait que chez les dégénérés les obsessions sont fréquentes ; or il n'est pas rare de les voir devenir le point de départ d'idées délirantes de nature religieuse. Une de nos malades atteinte de débilité mentale avec idées de persécution persistant depuis six ans a en outre des impulsions à se frapper elle-même et à frapper les personnes de son entourage. Ce phénomène a tous les caractères de l'obsession (irrésistibilité, angoisse précordiale préalable, soulagement consécutif). La malade a systématisé sur ces impulsions un véritable délire de possession qui les explique à ses yeux.

« Le diable, dit-elle, prend la pensée d'une autre et la met dans la mienne ; je sens alors deux pensées en même temps dans ma tête. *L'invisible* peut alors me faire parler et agir. C'est ainsi que pour me prouver sa puissance, il me fait égratigner la figure avec mes ongles et jeter la tête contre les arbres de la cour. » Elle demande des médicaments pour paralyser l'Invisible. A l'approche des impulsions obsédantes, elle sent une lutte étrange, l'esprit malin lui soutient qu'elle est folle ; malgré ses dénégations, et pour le lui prouver, il lui paralyse la raison et accomplit l'acte (coup à elle-même où à ses voisines). Aussitôt elle sent en elle un grand soulagement qu'elle attribue à la satisfaction du diable qui est en elle en ce moment, il se réjouit et dit même par sa propre bouche : « Tiens, je suis le plus fort, je suis content. » Quand elle écrit, il la force parfois à mettre de gros mots (coprographie), aussi est-elle obligée de faire toujours des brouillons qu'elle rature avant d'exécuter une copie correcte.

Une autre malade atteinte d'onomatomanie et d'arithmomanie attribue aussi ses obsessions à des *Invisibles*. Ce sont des questions relatives à des chiffres, des lettres ou des mots (questions qu'elle prétend lui être posées par ses persécuteurs : Julien l'Apostat, Lucifer, etc.), c'est l'obsession combinée à un véritable délire à évolution, car la malade a suivi toutes les étapes, elle a vu des lettres de feu, des apparitions consolantes et présente enfin des phénomènes psychomoteurs qu'elle appelle les voix théologiques inspirées par les bons anges qui parlent dans sa bouche et forcent sa langue à remuer. Ils lui font ainsi répondre par des jeux de mots, des chiffres et des lettres. Lorsqu'elle a trouvé ses réponses, elle est soulagée tout comme une onomatomane simple ; c'est en quelque sorte l'onomatomanie permanente associée au délire (1).

On le voit, la constatation des syndromes psychiques, joints aux stigmates physiques, ne saurait permettre de pronostiquer constamment et à coup sûr une bouffée délirante curable à l'exclusion d'une psychose religieuse systématisée. A côté des cas où les obsessions affectent un caractère épisodique et passager, il y en a d'autres où elles persistent, constituant une psychose sinon progressive, du moins chronique et incurable.

Tel est par exemple le cas suivant rapporté par Leuret. Il s'agit ici d'une dame qui croyait avoir communié en état de péché mortel. Le délire religieux était incessant ; il était le principe de toutes les actions. La malade voyait partout des hosties et des profanations d'hosties. Tout ce qui avait une forme circulaire, tout ce qui était blanc, sans même avoir cette forme, était une hostie ou une portion d'hostie. Dans les potages, dans les sauces, il y a de la graisse fondue et affectant la forme circulaire : ce sont des hosties ; dans le pain, il y a des trous également circulaires : ce sont encore

(1) Cette observation a été publiée en entier par nous. (*Etude sur quelques symptômes des délires systématisés et sur leur valeur*, 1892, p. 105).

des hosties ; dans les boissons il y a, à la surface, des bulles de gaz : toujours des hosties. Il ne faut donc ni boire ni manger sous peine de sacrilège. Dans le mucus des narines, dans la salive, dans l'urine, les matières fécales, encore des bulles, et par conséquent, des formes circulaires : on ne doit donc rien rendre, car on rendrait des hosties. Point de poches. il y tomberait des hosties ; point de changement de linge. car dans les plis pourraient se trouver des hosties ; point de lettres fermées avec des pains à cacheter ; pas de promenades, parce que, chemin faisant, on rencontre des morceaux de papier, du plâtre, des objets blancs qui sont des hosties ; jamais de prières à l'église, parce qu'il y a là des hosties dont on peut s'emparer. De là, obligation de se détourner des églises, de s'en tenir assez loin, pour ne pas entendre le son des cloches qui rappellent les églises, qui rappellent les hosties ; pas de sommeil, à moins qu'on n'y succombe. parce qu'en dormant, on peut se réveiller somnambule et aller ouvrir le tabernacle ; au réveil, frayeur extrême, et recherche empressée des hosties, qui pourraient rester aux mains, dans le lit, etc. (Leuret, *l. c.*)

D'une façon générale, en dehors des mystiques débiles proprement dit (comprenant les degrés inférieurs de la mentalité de l'idiotisme et l'imbécilité jusqu'à la simple faiblesse d'esprit), on peut distinguer, parmi les congénitaux à idées délirantes religieuses, deux autres grandes classes héréditaires. Les uns, à tendances passives, convergeants en eux-mêmes, sont caractérisés particulièrement par l'émotivité (Morel) ; plus ou moins conscients, ils souffrent et sont malheureux. aussi arrivent-ils souvent au suicide. C'est chez eux que les perturbations de la sphère émotionnelle se traduisent par la folie du doute ou du toucher et toutes les phobies variées qu'on a décrites sous le nom de syndromes épisodiques ; ainsi que nous venons de le voir, ces syndromes peuvent s'observer à l'état permanent et incorporés à un délire mystique chronique

Les autres congénitaux, qu'on pourrait opposer aux précédents, ont au contraire des tendances actives et en quelque sorte divergentes ou centrifuges. Ils rentrent dans la catégorie de ceux de Moreau (de Tours) qui dit que ce sont des instruments auxquels manquent des cordes. à cause de leurs facultés partielles, de leur instabilité mentale. se traduisant par la folie impulsive ou les perversions instinctives. Ces malades aggressifs et dangereux sont plutôt enclins à l'homicide ; leurs conceptions morbides religieuses peuvent se rapprocher de celles des délirants systématisés primitifs théomanes par l'exagération constante de la personnalité. Les anomalies de l'instinct sexuel si fréquentes chez ces dégénérés s'allient aussi très souvent à des troubles mentaux de teinte mystique.

Moreau (de Tours) signale ce mélange intime du mysticisme et de l'érotisme. « Sous le masque de l'amour le plus pur, d'un sentiment qui a pour objet non plus la créature, mais le créateur lui-même, se cachent quelquefois les appétits sexuels les plus ardents, une surexcitation des deux systèmes d'organes dont le concours d'action engendre la passion amoureuse dans toute sa plénitude. » [Moreau (de Tours). *Psych. morbide*, 237. 230, 269.]

D'après Ball, il existe un rapport presque constant entre la folie religieuse et l'excitation sexuelle à tel point qu'on pourrait croire que ce sont les mêmes cellules cérébrales qui président aux deux phénomènes. Parfois à ces tendances érotiques se marient des idées mystiques rappelant certains cultes erotophalliques des sauvages.

En Allemagne, nous rappellerons que Schüle, parmi les paranoïas dégénératives, décrit une forme onanistique du délire religieux et que Krafft-Ebing signale aussi le mysticisme des psychopathes sexuels. (*Lerbuch. der Psych.*, t. I, p. 61.)

Il peut y avoir chez ces malades une dissociation psychique, bien que par un mécanisme autre que celui des malades étudiés au commencement de ces notes. Au lieu d'un antagonisme purement cérébral, il y a un antagonisme que l'on pourrait appeler cérébro-spinal, le malade luttant contre les impulsions morbides nées de ses appétits génitaux et de son centre génito-spinal excité.

L'aspect clinique est alors très analogue à celui des possédés ; des cas d'inversion sexuelle sont de même expliqués par les malades à l'aide d'une théorie semblable à celle de la possession. Un jeune homme cité par Esquirol à la fin du chapitre sur la démonomanie s'imagine être transformé en femme et en porte l'habit. Un autre inverti sexuel s'imagine qu'une femme s'est introduite dans son corps.

Une femme anesthésique sexuelle croit qu'une autre se substitue à elle dans son propre corps, pendant ses rapports conjugaux. (Magnan. *loc. cit.*, p. 80, 81. Sérieux, thèse Paris, 1888.) Un homme agénésique croira aux sorciers noueurs d'aiguillettes.

Comme les inversions, les perversions sexuelles peuvent s'observer conjointement à des idées délirantes mystiques.

« Plus d'une religieuse, dit Ball, a choisi Jésus comme amant et le rôle de ce divin personnage n'est pas toujours aussi immatériel qu'on le pourrait croire » (p. 590. *loc. cit.*).

Aux perturbations de la sphère génitale se rattachent aussi les grossesses imaginaires que des aliénés à l'esprit faible expliquent par une nouvelle intervention de l'Esprit-Saint, ou un ensorcellement diabolique, et la croyance aux incubes et succubes ; il est à remarquer que dans ce dernier cas, les coïts imaginaires sont particulièrement douloureux, comme dans la démonomélancolie.

« *Sainte Thérèse* goûtait habituellement d'énivrantes délices dans la compagnie de son Seigneur. Ce n'étaient d'ailleurs pas ces seules jouissances dites *spirituelles* que son mysticisme lui faisait éprouver.

« Elle avait parfois des visiteurs angéliques. Un jour elle vit un très petit et très bel ange. Il avait dans les mains un long dard qui était d'or et dont la pointe en fer avait à l'extrémité un peu de feu. De temps en temps il le plongeait au travers de mon cœur et l'enfonçait jusqu'aux entrailles ; en le retirant il semblait me les emporter avec ce dard et me laissait toute embrasée d'amour de Dieu. La douleur de cette blessure était si vive qu'elle m'arrachait de faibles soupirs... mais cet indicible martyre me faisait goûter en même temps les plus suaves délices. »

Rhuysbrœck n'est pas moins ardent que l'illustre espagnole. Le chapitre XIX du deuxième livre des *Noces* en fait foi.

En voici un fragment : « De cette douceur naît la volupté du cœur et de toutes les forces corporelles, en sorte que l'homme s'imagine qu'il est enlacé intérieurement dans les replis divins de l'amour. »

Chez Mme Guyon, dit Leubat, la chair, impassible sous les caresses maritales, s'allumait en la présence de l'époux céleste. Toute jeune elle avait célébré ses noces avec Jésus enfant. Ce mariage elle le renouvela dans son cabinet, devant l'image du fils de Dieu, le jour qui suivit la mort de l'époux terrestre. Elle avait alors vingt-huit ans (chapitres XII et XIII de sa *Vie*).

« Je l'aimai de telle force que je ne pouvais aimer que lui... j'ai perdu l'inclination et l'appétit de tout le reste... j'étais comme ces ivrognes ou ces amoureux qui ne pensent qu'à leur passion. »

Les luttes que certains mystiques livrent à eux-mêmes pour mâter l'homme naturel les ont fait comparer à des scrupuleux ou à des abouliques. Leurs scrupules reposent sur un fond de moralité très élevée ; leur but est d'agir, non pas comme individu, mais comme représentant de l'humanité toute entière ; ils tendent « à la désindividualisation et par là à l'universalisation de l'action. »

Ce ne sont donc pas d'ordinaire les doutes qui les tourmentent, ni des hésitations ridicules, des peurs injustifiées ; il ne s'agit pas pour eux d'éviter de marcher sur les fentes du plancher, de connaître le nombre des moellons d'un mur, ou de prendre garde aux épingles.

Leur obsession est d'un tout autre ordre et d'une toute autre portée ; néanmoins. son mécanisme psychophysiologique suit les mêmes lois, on y peut retrouver, dans ses grandes lignes, tous les éléments constitutifs de l'obsession dégénérative, les conditions de l'obsession s'y retrouvent, le contenu seul diffère ; cependant certaines réactions confinent à l'aberration mentale évidente comme les obsessions d'humilité poussant Mme Guyon à avaler des crachats.

L'excitation génésique et les préoccupations mystiques coexistent également chez d'autres malades, sans que les deux ordres de conceptions soient mêlés, mais ils se succèdent régulièrement en des périodes nettement distinctes et d'une opposition tranchée. Telle est cette malade de Morel, qui se croit tour à tour religieuse ou prostituée. (Obs. XVII).

Ceci nous amène à dire un mot de l'accès de folie à double forme, qui rentre d'ailleurs dans la classe des folies héréditaires.

Il est constitué, par la combinaison d'une variété quelconque de manie et de mélancolie et peut revêtir à ses deux phases ou à une seule le caractère religieux (1).

Dans la période de dépression on peut observer d'après Ritti (2) des idées bien définies de damnation. Dans une observation, de folie à double forme qu'il cite, la période d'excitation était caractérisée par des idées de grandeur et de richesse et la période de dépression accompagnée de délire religieux et d'idées de persécution ; dans une autre observation il y avait cleptomanie pendant la période maniaque, hallucinations et démonomanie pendant la période de dépression.

D'après Mordret dans les périodes d'excitation chez

(1) Après un séjour d'une année dans une maison de prostitution, elle fut prise de manie religieuse suivie d'une période de profonde stupidité, puis présenta des alternatives d'excitation et de dépression. En voici le résumé : pendant une période maniaque, délire érotique, la malade profère des paroles obscènes, se livre à des provocations amoureuses, donne les détails les plus cyniques sur son ancien état de prostituée. Au cours de la période maniaque suivante, délire religieux, la malade regarde le ciel ; elle voit des anges qui lui sourient ; elle a des moments d'extase. Les deux accès maniaques érotique et religieux sont séparés par une période d'abattement et un état de transition ainsi caractérisé : la langage et les manières sont d'une décence exagérée ; la malade parle de son couvent et manifeste le désir d'y retourner ; elle s'appelle maintenant sœur Marthe des Cinq-Plaies, Thérèse de Jésus, sœur Marie de la Résurrection. Elle ne parle plus à la première personne : « Prenez notre robe, dit-elle à la sœur, voilà notre mouchoir. » Rien ne lui appartient plus en propre.

(2) Ritti. *Traité de la folie à double forme*, p. 63, 73 en 129. — Mordret. *De la folie à double forme*, p. 173. — Morel, *Etudes cliniques sur les maladies mentales*, t. II, p. 176.

le plus grand nombre de malades ce sont les idées érotiques qui dominent, chez les autres ce sont des idées religieuses qui ont tant de rapport avec les precédentes.

Nous terminerons ce qui a trait aux délires non systématiques par quelques remarques touchant les formes religieuses de la manie, ainsi que des folies alternes et des psychoneuroses.

Manie aiguë. — Dans les formes franches de cette psychose, il y a excitation portant à la fois sur la pensée, la parole et les mouvements et s'accompagnant d'idées de force et de puissance ainsi que de sentiments de joie et de bonheur; d'où une exaltation du sentiment de la personnalité. Cette exaltation du maniaque est absolument différente de l'éréthisme moteur du mélancolique anxieux lequel est automatique, impulsif et s'accompagne de phénomènes inhibitoires. L'accès paraît éclater souvent d'emblée .

Cependant un manique mystique cité par M. le docteur Thulié (1) et par Semerie (Obs. VIII, p. 52) offrit très net le phénomène de regression psychique préalable à l'accès. Il passe, ainsi, à la phase prodromique, de l'indifférence à la ferveur religieuse simple avant les visions divines contemporaines du délire aiguë final.

Le mélancolique éprouve bien le sentiment d'une force intérieure, mais c'est une force qui lui échappe, dont il ne se sent pas maître, d'où l'idée d'une puissance adverse, malfaisante, infernale, diabolique. Le maniaque au contraire

(1) *Thèse sur le délire aigue*, Paris 1865.

a le sentiment d'une force personnelle, son exaltation reste sienne ; il se rapproche donc du théomane.

« L'idée de toute-puissance que le moi s'attribue quand l'hyperkinésie est volitionnelle, s'extériorise quand l'hyperkinésie devient automatique » (Cotard).

Comme chez le maniaque il n'y a aucune logique, lorsque les idées prédominantes affectent un caractère religieux, il traduit son hyperkinésie par des propos inhérents.

« Il n'est aucune forme de maladie mentale, dit Cotard(1), où les troubles de l'activité motrice se manifestent avec autant d'évidence que dans la manie. Tous les auteurs ont décrit cette excitation pathologique qui porte à la fois sur *les mouvements extérieurs*, sur la parole et sur *les mouvements intérieurs* de la pensée. Le développement consécutif des idées de force, de talent, de puissance et de grandeur, ainsi que des sentiments de joie et de bonheur, a été clairement indiqué par Pinel et par la plupart des observateurs. Le plus souvent, dans l'excitation maniaque franche. lorsqu'il n'y a pas d'autres éléments combinés, l'*hyperkinésie* est rapportée au moi, comme l'est l'activité volitionnelle normale. C'est le moi qui veut, c'est le moi qui assume la responsabilité des actes et s'en glorifie ; *ce sentiment de la personnalite s'exalte dans la même proportion que l'activité motrice.*

« De l'exagération du pouvoir moteur par lequel nous agissons sur les images du monde extérieur, par lequel nous

(1) Cottard. *Loc. cit.*, p. 422 et 423.

les faisons nôtres, et par lequel nous prenons, en quelque sorte possession de ce qui nous entoure, dérivent les idées de richesse dont Destutt de Tracy plaçait déjà l'origine dans la volonté.

« Le maniaque connaît tout, possède tout et peut tout. Il vit dans un miracle perpétuel. De là, l'absurdité de son délire secondaire : il n'y a ni raison ni logique pour un être tout puissant, capable de maintenir en équilibre et sans effort apparent les constructions mentales les plus instables. » (Pas de systématisation donc, en principe.)

L'éréthisme moteur des anxieux présente un caractère tout particulier : il est automatique, violent, impulsif et s'accompagne de phénomènes inhibitoires. L'excitation franche d'emblée des maniaques est absolument différente. Le maniaque, comme les déprimés, éprouve le sentiment d'une puissance intérieure, mais tandis que chez ce dernier, c'est une puissance adverse malfaisante, infernale et diabolique, le maniaque, lui, offre plutôt l'analogie avec le théomane et l'exaltation qu'il éprouve reste sienne. Mais ce sentiment de puissance intérieure il le manifeste d'une façon incohérente, et contradictoire. Il est Dieu, ou le Diable indifféremment, voire même l'un et l'autre ensemble.

A côté de ces formes de l'exaltation maniaque « dans lesquels les divers éléments psychiques s'associent dans un même dynamisme synergique et où se produisent, au moins momentanément, une harmonie et un bonheur parfait »,

Cotard (1) place celles toutes différentes, dans lesquelles prédominent l'irritabilité, la taquinerie, les dispositions agressives, le besoin de destruction et la fureur.

« Ces formes irritables et violentes de la manie, supposent dans le conflit entre les divers éléments psychiques un antagonisme qui rapproche ces formes de la manie des états impulsifs et hallucinatoires, et aussi, de la mélancolie agitée avec laquelle elles se confondent par des nuances insensibles. »

Les mêmes idées religieuses que l'on rencontre dans la mélancolie peuvent, par suite se montrer dans ces formes maniaques.

La longue citation de Cotard suffit à faire comprendre les analogies et les différences des idées religieuses dans les états aigus, maniaques ou mélancoliques, mais il faut se souvenir que les états peuvent se combiner dans la manie dépressive et les mélancolies anxieuses agitées. C'est alors la combinaison par simultaneité au lieu de l'alternance précitée.

Quant à la manie chronique, si elle peut conserver quelque teinte mystique, le délire n'en tire le plus souvent aucun caractère digne d'être signalé. La logorrhée, les fuites d'idées et les autres symptômes classiques ordinaires de ces états suffisent d'ordinaire à établir le diagnostic.

(1) Cotard, p. 424, 425.

Psychonévroses à formes mystiques.

Hystérie. — Le délire religieux est fréquent dans l'hystérie. La plupart des cas de possession démoniaque rapportés par les anciens auteurs appartiennent à l'hystéromanie épidémique.

L'hystérie est en effet avec les délires systématisés l'affection dans laquelle la dissociation de la personnalité s'observe le plus fréquemment. Le rôle important de cette névrose dans les épidémies de la folie religieuse du moyen âge a fait l'objet depuis quelques années de nombreux travaux ; l'école de la Salpêtrière (1) en particulier a publié sur ce sujet des études magistrales. Nous ne pouvions songer ici à présenter un résumé de ces ouvrages ou tout est à lire ; c'eût été d'ailleurs franchir les limites de la psychiâtrie et empiéter sur celle de la pathologie nerveuse proprement dite.

Mais si le rôle considérable de l'hystérie dans les folies

(1) *L'homme et l'intelligence*, Ch. Richet ; *Les démoniaques dans l'art*, 1887 ; *Les malades et les difformes dans l'art*, 1889 ; *Etude clinique sur la genèse-hystérie.* — *L'hystérie dans l'histoire*, (P. Richer) ; Sœur Jeanne des Anges supérieure des Ursulines à Loudun, (Légué et Gille de la Tourette), et le reste de la collection Bourneville ; Bibliothèque diabolique, *Le Sabbat des Sorciers*, *Françoise Fontaine*, *La Possession d'Icamu Fery*, *La dernière sorcière de Genève* ; *Traité clinique de l'hystérie*, 1891, Gilles de la Tourette.

communiquées est maintenant un fait acquis, celui des autres psychoses n'a peut-être pas été aussi bien mis en lumière : cependant il ne paraît pas avoir une moindre importance. Il est de notion élémentaire, en effet, que, dans le cas de folie communiquée on peut distinguer deux sortes de délirants : les uns actifs, imposant leurs convictions délirantes, les autres subissant passivement le délire. Si l'on étudie les épidémies de possession on voit que dans la plus part il y avait quelque sorcier, cause initale de la possession, qui avait dû appeler le premier démon. Ce sorcier est le déli rant actif dont la folie entraîne celle des prédisposées voisines, en particulier des hystériques par une sorte de suggestion imitatrice.

Il y a en effet dans l'état mental des hystériques, comme le dit très bien M. Gilles de la Tourette (1) « quelque chose d'absolument spécial, qui se résume en ce mot gros de conséquence la suggestibilité. »

Cette suggestibilité est mise en cause par l'extraordinaire crédulité de ces malades (Janet). L'hystérique peut-être à ce point de vue, mise en opposition avec les vésaniques, son cerveau ne se prête pas aux combinaisons de longue durée, elle est esclave de la suggestion du moment « c'est le moule où s'imprègne une suggestion inconsciente. »

Les vésaniques, les délirants systématisés sont au con-

(1) Gilles de la Tourette, *Traité clinique de l'hystérie*, p. 492-93.

traire des délirants actifs. C'est pour cela que les troubles pathologiques présentés par les hystériques ne sont souvent que le reflet, la copie plus ou moins exacte de ceux des documents historiques, mais elle est souvent possible dans les faits observés directement au moins dans les cas simples. Il n'en est plus de même lorsqu'on se trouve en face de cas complexes, d'hybrides dans lesquels les psychoses plus ou moins dégénératives se combinent à l'hystérie. L'hystérie en effet n'exclut pas l'existence, chez le sujet qui en est atteint, d'une psychose systématisée : tout au contraire cette dernière pouvant se développer sur un fond mental dégénératif peut très bien coexister avec la névrose qui n'est elle même, qu'une forme de dégénérescence. C'est par ces points de contact de l'hystérie avec les psychoses que la neuropathologie confine à l'aliénation mentale.

Les épidémies de délire religieux chez les hystériques sont loin d'avoir complètement disparu comme on pourrait le croire, témoin le fait suivant raconté par M. le professeur Ball (1) :

« Dans le nord de l'Irlande, en pays protestant, une épidémie de délire mystique se manifeste, il y a quelques années, à la suite de prédications destinées à amener un réveil religieux ; et comme les jeunes filles et les enfants qui fournissaient à l'épidémie le plus grand nombre de victimes, présentaient en même temps des phénomènes

(1) Ball. *Leçons sur les maladies mentales*, 1890, p. 592.

névropathiques divers, le peuple qui n'y entend pas malice, donnait à cette maladie le nom de religion hystérique, hystérical religion. »

Le délire de l'hystérie étant surtout hallucinatoire quand les idées délirantes présentent le caractère religieux, c'est que les hallucinations offrent elles-mêmes ce caractère.

Ainsi que l'a dit Brodie, l'hystérie doit être considérée comme une affection dynamique, il y a inhibition, anéantissement ou perversion des sphères de la volition ; ce ne sont pas les muscles qui n'obéissent pas à la volonté, mais la volonté elle-même qui n'entre pas en jeu.

D'autre part, il n'y a pas, dit Hufeland, entre l'hystérie et l'hypochondrie, de différence essentielle ; ce n'est qu'une question de sexe ; l'hypochondrie est la forme que revêt la maladie chez l'homme, l'hystérie celle sous laquelle on la rencontre chez les femmes.

Chez les malades de nos observations, on remarque entre eux certaines analogies ; au début, en particulier, leur ressemblance commune avec des mélancoliques hypochondriaques, et d'une façon générale, les perturbations presque constantes de la motilité volontaire. Il n'y a d'ailleurs rien qui doive étonner dans ces points de contact entre l'hystérie et les psychoses ; c'est par ce côté que la neuropathologie confine à l'aliénation mentale : il s'agit là certainement de phénomènes identiques comme *localisation*, la question de leur nature exacte et distincte étant mise à part.

Les épidémies d'hystérodemonopathie furent combinées à

des manifestations vésaniques dégénératives dans le commencement de l'époque du moyen âge. Les vésaniques furent apparemment les agents actifs des contagions mentales, les meneurs de ces groupes délirants comme on peut le voir à l'occasion d'épidémies contemporaines bien étudiées (cas de Morzines et de Mayenne).

A une époque plus récente, l'hystérothéomanie se développe et tend à remplacer les psychoses dépressives collectives ; c'est que les vésanies modernes qui entraînèrent la contagion mentale des débiles hystériques variées, ont cessé d'affecter les formes dépressives pour s'orienter vers le délire prophétique et la théomanie finale avec croyance à la possession divine. Les hystériques orientent dès lors leur hypnose extatique vers la même conviction et l'extase diabolique des couvents hantés fait place aux extases divines et aux béatitudes de la grâce ; les exorcismes tombent en désuétude, les épidémies de possession font place aux enthousiasmes cévénoles puis aux transports des appelants, mais les érétomanies édifiantes de saint Médard s'accompagnent des mêmes crises convulsives que les Hantises de Loudun.

Sainte Thérèse, dès 1530, devançait son temps en réalisant l'extase théomanique à une époque où les démonopathies duraient encore.

On a démontré que sainte Thérèse et Mme Guyon étaient bien réellement hystériques. Ainsi en 1536, sainte Thérèse connut une crise terrible qu'elle décrit ainsi : « De ces quatre jours, il me reste des tourments qui ne peuvent être connus que de Dieu. Ma langue était en lambeau à force de l'avoir mordue... J'avais le gosier si sec qu'il se refusait à laisser passer même une goutte d'eau... Mes nerfs s'étaient tellement contractés que je me voyais en quelque sorte ramassée en peloton... Je ne pouvais supporter le contact d'aucune main; il fallait me remuer à l'aide d'un drap que deux personnes tenaient par un bout. » Leuba commente ainsi cette description : « Elle se trouva, en plus, frappée d'une paralysie presque totale qui ne disparut que petit à petit dans le cours de trois années. Sainte Thérèse ne confond pas ces pertes de conscience avec la transe mystique. Elle n'y voit pas non plus la main du malin esprit ; c'est pour elle tout simplement une maladie. Ici elle se distingue avantageusement de beaucoup de ses sœurs.

« Qu'il soit dit en passant que son récit nous fournit tout ce qu'il faut pour diagnostiquer sûrement l'hystérie : hyperalgésies et douleurs violentes au cœur, continuées pendant des années ; sensibilité excessive de la peau. etc., anorexie ; contractures (spasmes du pharynx et du larynx empêchant la déglutition ; position contorsionnée de certains membres) ; paralysies ; attaques convulsives, etc. Les indications que l'on trouve dans la Vie de Mme Guyon semblent aussi suffisantes pour conclure de même à l'hystérie. On rencontre chez elle des attaques de sommeil, de l'anorexie de l'hyperesthésie cardiaque, des anesthésies, des spasmes de la paralysie.

Épilepsie : Morel (1) signale la fréquence de la mélancolie religieuse au début de l'épilepsie et insiste sur ce fait que l'émotivité des épileptiques est fréquemment dirigée dans la sphère des pratiques religieuses les plus exagérées. Morel après s'être demandé souvent si les dispositions puisées dans le milieu où ces malades ont vécu antérieurement ne sont pas pour beaucoup dans ces tendances religieuses reste convaincu que la névrose épileptique a une influence propre sur ces manifestations intellectuelles.

D'après M. Magnan (2), dans la folie épileptique, le délire est souvent de nature mystique.

Krafft Ebing (3) rapporte plusieurs cas de ce qu'il appelle *Poste pileptioches religios expansives delirium et Epileptisches circulares irresein*.

D'après Schüle, dans le délire qu'il dénomme *post épileptique aigu, avec anxiété* et qui correspond au grand mal intellectuel de Fabret, les idées délirantes sont surtout de nature relgieuse.

D'après M. Christian (4), une des particularités de la sensibilité morale des épileptiques consiste en « un sentiment religieux poussé jusqu'à l'exaltation, chez quelques-uns jusqu'au fanatisme. Ils cherchent dans la religion, ce su-

(1) Morel. *Traité des maladies mentales*. 701.

(2) Magnan. *Leçons cliniques sur l'épilepsie*. 1882, p. 44.

(3) Krafft Ebing, *Lehrbuch fur Psych.*. t. III. obs. 79, 81, 82 et 88.

(4) Christian, *Epilepsie, Folie épileptique*. 1890, p. 48, 117, 135.

prême consolateur des affligés. un refuge contre les douleurs et les misères sans cesse renouvelées de leur triste existence. Et sans doute aussi ils ont foi dans cette intervention divine dont on leur a enseigné la toute puissance et dont ils attendent un miracle de leur faveur. »

Etant donné, dit le même auteur, cette tendance au mysticisme, à une religiosité exagérée des épileptiques, il n'est pas étonnant que le délire aussi conserve le caractère religieux. L'exaltation religieuse est fréquente chez les épileptiques, à quelque culte qu'ils appartiennent. « S'il est protestant, il n'est pas rare de trouver en lui cette excitation sombre et farouche que Walter Scott a si admirablement peinte dans ses *Puritains* ; son langage est biblique, fortement imprégné de l'Ecriture Sainte, et surtout de l'ancien Testament ; il prophétise, il lance l'anathème. Dieu s'est révélé à lui, il l'inspire, etc.

« Au contraire le catholique est toujours préoccupé de son salut ; il se couvre de médailles bénites et de scapulaires : il attache une importance exagérée aux moindres pratiques. »

« La fureur, d'après M. Christian, peut alterner avec l'extase ou avec la stupeur. On peut voir à la suite d'une agitation furieuse. survenir un état extatique, pendant lequel le malade, paraissant en proie à une vision intérieure, reste immobile, les yeux fixés au ciel articulant des mots vagues et confus, ou poussant de temps en temps de grands cris : « Dieu est avec moi ! Dieu est tout-puissant ! »

Lasègue a souvent attiré l'attention sur la fréquence des idées délirantes de teinte religieuse dans la manie épileptique.

A priori on conçoit que les raptus automatiques et les impulsions irrésistibles qui constituent quelquefois l'équivalent psychique des crises convulsives évoquent à l'esprit de l'épileptique l'idée d'une force supérieure à laquelle il attribue l'acte dont il ne se sent pas maître.

Dans beaucoup de cas il semble bien que les idées religieuses sont d'anciens souvenirs réveillés par l'état d'excitation cérébrale que produit l'ictus épileptique.

Le délire religieux dans le *morbus sacer*, dit Dupain (1), peut être un reflet de l'éducation ou des préoccupations habituelles du sujet ; il est alors *quasi-passif*. »

Les combinaisons de névrose épileptique avec des psychoses plus ou moins systématisées ou avec des affections cérébrales autres ne sont pas impossibles (2).

Choréomanie. — Aux épidémies historiques de névrose choréomaniaque, il y a lieu de rattacher les processions dansantes de l'Europe centrale au moyen âge ; les gravures d'Holbein et Breughel ont popularisé ce souvenir dont toute

(1) Dupain. *Loc. cit.*, p. 146.

(2) Nous observons à ce point de vue un vésanique chronique chez lequel l'épilepsie concomitante a provoqué des accès ambulatoires automatiques avec visions mystiques qui ont décidé de l'orientation religieuse de son délire systématisé, aussi se croit il le christ et délire-t-il en conséquence avec des paroxysmes intermittents causés par des accès convulsifs psycho-moteurs.

trace n'a point encore disparu au pays même où ces épidémies religieuses régnèrent il y a plusieurs siècles.

J'ai assisté à Echternach, en Luxembourg, à la célébration de la fête annuelle religieuse qui y subsiste. Une population immense, venue des régions du Rhin, s'y réunit et s'y livre durant vingt-quatre heures, à une orgie de danses rythmiques en foule, d'après une musique consacrée ; le tout est destiné à la cure ou à la prévention des névroses et psychoses diverses des assistants acteurs ou de leur proche.

Le saint chargé d'intercéder en s'appuyant sur ces manifestations saltatoires est saint Villibrod. Depuis le VIIIe siècle, cette procession annuelle reconstitue, à chaque mardi de Pentecôte, l'épidémie de chorée rythmique qu'elle eut pour but de faire cesser à l'origine et qui ravagea la vallée du Rhin ; l'an dernier, 15.000 personnes y assistaient encore.

En terminant ce qui a trait aux dégénérés à idées délirantes mystiques, je rappellerai que l'École italienne a voulu rapprocher les dégénérés héréditaires des névrosés, en particulier des épileptiques, en créant à côté de ces derniers la classe des « épileptoïdes ». Les aberrations dégénératives psychiques, sans crises concomitantes, seraient néanmoins considérées comme des équivalents psychiques des mêmes désordres ; la crise impulsive ou convulsive névrosique ne serait que l'expression motrice d'un trouble qui aboutirait aux idées délirantes ou aux objectivations hallucinatoires lorsqu'il se développerait en dehors de la zone rolandique motrice.

Que l'on englobe névrosés et dégénérés dans le même chapitre comme épileptoïdes ou comme congénitaux, l'homologie n'en reste pas moins constante. Sur le terrain particulier des délires mystiques, le trait commun reste l'automatisme psychologique plus ou moins conscient avec l'excès de subjectivité qui en découle.

A Madagascar, de nos jours, la chorée dansante est une forme de psychoneurose épidermique fréquente attribuée à l'action des sorciers. Les palabres nègres du centre de l'Afrique comme ceux des populations analogues des anciens esclaves de l'Amérique du Sud, dégénèrent aussi fréquemment en épidémies de manie saltatoire attribuée à une action surnaturelle comme les contorsions des pythonisses et des bacchantes antiques (1).

Le problème particulier de l'éducation des débiles et congénitaux enfants, est capital en ce qui concerne la prophylaxie des troubles mentaux et l'orthophrénie.

Si, de par leurs tendances naturelles, ces malades peuvent tirer d'éducations religieuses mal comprises des causes d'aberrations psychiques variées, quelle direction donner à leur culture morale pour rectifier leurs tares éventuelles ou les compenser et refréner ?

« La morale, dit d'Holbach, est une science dont les principes sont susceptibles d'une demonstration aussi claire et aussi rigoureuse que ceux du calcul et de la géométrie. Les éléments de cette science si nécessaire peuvent être mis à la

(1) Voir *Iconographie de la Salpêtrière*. Le pélerinage d'Echternaets, par H. Meige, 1905.

portée des hommes les plus simples et même des enfants. » (*Revue occidentale*, septembre 1900 (1). Pierre Laffitte).

Il faut inculquer, dit Thulié, cette science dans l'esprit des dégénérés, car ils peuvent apprendre la morale comme ils acquièrent les autres notions : elle pénétrera et se fixera dans leur esprit plus difficilement que chez les normaux, en raison, le plus souvent, de leurs instincts héréditaires, mais souvent, aussi, en raison de leur mauvaise éducation première (2).

« Dans les familles honnêtes, ajoute Thulié, en dehors des tendances héréditaires qui font croire aux métaphysiciens que le sens moral est inné, il y a, dès le premier âge, une éducation, un dressage qui meublent l'esprit de l'enfant des notions morales, et lui font prendre l'habitude de leur application. Ce n'est pas sans une grande peine et une longue ténacité qu'on lui fait oublier son égoïsme natif et qu'on lui donne la notion de ce qui est mal ou de ce qui est bien, de ce qui est juste ou injuste. Encore à la mamelle, à peine sait-il voir et entendre, on lui répète sans cesse : ceci est mal, ceci est bien, avec la sanction d'une correction immédiate, ou d'une récompense. Et, d'âge en âge, les notions

(1) Docteur Thulié. *Le dressage des dégénérés*. Paris, 1900, p. 483.

(2) Bouzon, dans son livre le *Crime et l'Ecole*, montre que la corruption des enfants se rattache avant tout à celle des parents. C'est ce que constatait aussi, à la Société des prisons, M. Guillot, lorsqu'il disait, en 1891 : « Il vous sera facile de constater, qu'en fait, la plupart des enfants traduits en justice appartiennent à des familles désorganisées. » *Bulletin* de 1891, p. 873.

morales s'ajoutent aux notions. Aux recommandations et aux maximes, les parents honnêtes joignent la leçon de l'exemple, leur admiration constante et suggestive pour les actes vertueux, et leur horreur pour le vice et le crime. Arrivé à l'âge d'homme, il est imprégné des principes moraux, si profondément implantés qu'ils ont l'air de faire partie de sa nature. C'est surtout à cette première éducation qu'il doit de marcher comme instinctivement dans la vie droite et correcte. »

« Ne voit-on pas, au contraire, dans certaines familles, malgré les traditions et les habitudes de vertu, des enfants trop aveuglément aimés par leurs parents, gâtés, selon l'expression ordinaire, n'ayant pas été, par faiblesse, soumis d'une façon suffisamment sévère à cette première éducation indispensable, conserver leur égoïsme natif, soumettre tout à leurs fantaisies, ou à leurs passions naissantes, et, après avoir été des enfants ingrats, devenir des hommes pervers.

« Que sera-ce pour des héréditaires ayant passé les premiers jours de leur vie au milieu d'une famille corrompue ? ls auront été imprégnés d'une éducation morale en sens inverse, ils seront pervertis par le mauvais exemple encore plus que par les mauvais conseils. Les procédés ordinaires ne suffiront plus pour leur inculquer les idées morales ; ce qui est excellent sur un bon terrain est insuffisant pour ces intelligences chez lesquelles les tendances héréditaires sont aggravées par l'exemple d'un milieu vicieux. C'est surtout à ces dégénérés qu'il faudra appliquer le précepte d'Épictète :

les habitudes ne peuvent être vaincues que par des habitudes contraires (1).

« Pour que les notions morales puissent former la base de la conscience du dégénéré, il faut qu'elles soient répétées sans cesse comme une leçon de tous les jours... la notion, comme tacite répétée indéfiniment, reparaît d'une façon automatique jusqu'à devenir une obsession heureuse... Grâce à cette conscience artificiellement établie par l'enseignement au moindre doute, les principes moraux reparaîtront dans toute leur clarté suggestive : dès l'abord, il est inutile de donner des explications plus ou moins savantes sur ces lois morales : l'important est qu'elles soient sues et solidement fixées dans l'esprit.

« Les religions qui connaissent admirablement, par leur antique pratique éducatrice, les meilleurs procédés pour faire pénétrer dans l'esprit et y fixer les doctrines, donnent un exemple précieux. Le catéchisme catholique est le meilleur outil d'implantations de croyances vraies ou fausses, c'est un modèle... »

(1) De même qu'il y a, en dehors de toute religion et de tout système philosophique, pour l'individu lui-même, des préceptes de morale qui sont la garantie de sa bonne santé physique et intellectuelle, de même il y a des préceptes généraux de morale, ne dépendant d'aucune doctrine systématique, qui sont le fondement même de l'existence sociale. Ces deux sortes de préceptes doivent être inculqués profondément, quelle que soit la religion, car ils sont primordiaux, d'application générale, et indispensables à l'existence de l'individu comme de toute société. Il faut que les jeunes dégénérés soient bien imprégnés de cette notion que le mal est tout ce qui cause une souffrance ou un dommage à soi ou aux autres ; que le bien est tout ce qui cause une joie, une

On le voit, si l'automatisme psychologique est le danger latent pour ces cerveaux débiles, il peut être aussi un moyen de redressement lorsqu'il est convenablement orienté et mis à profit.

satisfaction ou un soulagement aux autres comme à soi. Il est nécessaire de les convaincre que toute bonne action porte en elle-même sa récompense ; que cette récompense est la satisfaction de soi, la reconnaissance des autres, la facilité de vie que donne l'affection et la confiance de tous, en un mot l'estime On doit surtout faice pénétrer et fixer en lui la conviction que la mauvaise action porte aussi son châtiment en elle-même ; mécontentement de soi, crainte des autres, hostilité des victimes, méfiance et haine de tous ; et les conséquences : honte, malheur, misère. Il doit être pénétré de cette idée que pour le bien comme pour le mal il y a une conséquence nécessaire, que le bien engendre le bien et que le mal ne peut engendrer que le mal pour celui qui le commet. (Docteur Thulié. *Loc. cit.*)

CHAPITRE IX

Délires religieux dépressifs.

Les Mélancolies mystiques aigues, puis chroniques aboutissent aux délires secondaires systématisés de possession démoniaque.

Les psychoses dépressives dominent à l'origine. Elles prédominent encore dans les régions les plus fermées où elles fleurirent primitivement.

Dès le principe, la mélancolie religieuse n'est que scission, dissociation de la personnalité.

L'homme, comme dit Leuret, y perd son unité ; il connaît encore, mais en lui-même ; quelque chose différent de son moi connaît aussi, il veut encore ; mais le quelque chose qui est en lui a aussi sa volonté, il est dominé, il est esclave, son corps est une machine obéissant à une volonté qui n'est pas la sienne (1). La scission peut atteindre plus ou moins profondément les différents éléments de la mentalité. De là, toute une série d'intermédiaires entre les formes aiguës simples et les cas chroniques complets dont le délire systématisé secondaire de possession paraît le type.

Aux formes frustes et à l'état faible correspondent les ma-

(1) Leuret. *Fragments psychologiques sur la folie.*

lades hantés par des animaux; même dans ces cas on peut découvrir des troubles psychomoteurs atténués.

L'évolution ultérieure peut aboutir à la lycanthropie proprement dite, ou bien se transformer en possession vraie. Le malade découvre un jour que le lézard, le serpent, par exemple, qu'il sentait dans son corps n'est qu'une forme prise par l'esprit malin, pour pénétrer en lui (1). Les lycanthropes eux-mêmes, d'ailleurs, attribuaient généralement leurs métamorphoses imaginaires à un sortilège diabolique.

Ce sont les malades d'un niveau mental inférieur qui en restent à cette conception délirante ; l'extinction progressive de la personnalité les conduit seulement de l'idée d'animaux contenus dans leurs viscères à la zoantrophie. Ils finissent par personnifier l'animal qu'ils sentaient antérieurement coexister dans leur intérieur, ils conforment plus ou moins bien leur attitude et leurs mœurs à cette idée. Tous les auteurs anciens ou modernes ont rangé les zoanthropes à côté des démonomanes, avec lesquels ils offrent, on le voit, une analogie frappante.

Les phénomènes psychomoteurs s'observent, avons-nous dit, dans ces cas, bien qu'ils soient plus difficiles à mettre en lumière. A un premier degré, la synthèse mentale étant simplement affaiblie et les perceptions anesthétiques perverties, non abolies, il en résulte une sorte de faiblesse irritable d'hyperesthésie morbide. Le malade a des réactions

(1) Dagonet. *Observations*, p. 238. (*Traité des maladies mentales*, 1876.)

émotionnelles exagérées et des inquiétudes relatives à ses principales sphères fonctionnelles. C'est alors l'hypochondrie, la nosomanie, et ce n'est pas sans raison que Fodéré considérait la syphilomanie comme en étroite connexion avec la damnomanie (1).

A un degré plus avancé, le malade perçoit avec terreur les mouvements de ses propres viscères, mais ne les percevant plus comme avant et ne les reconnaissant plus siens, il leur attribue une existence propre; c'est alors qu'il se plaint de sentir des diables, par exemple, dans son corps ou simplement des animaux, comme les malades de Calmeil (l'un entendait chanter un coq dans ses entrailles, tandis que l'autre croyait que la chienne du curé de Saint-Germain avait mis bas dans ses intestins et sentait la meute aboyer).

Un de nos malades, après une période de dépression mélancolique avec préoccupations hypochondriaques vives, a définitivement arrêté ses conceptions délirantes à l'idée que l'intérieur de son corps est rempli d'eau et de poissons ; les gargouillements de son estomac et les mouvements de ses viscères le confirment dans cette idée. C'est d'ailleurs un individu d'un niveau intellectuel peu élevé; son idée délirante persiste telle depuis plusieurs années, il y a ajouté la

(1) L'atrophie finale du moi, sous forme d'idées de négations et l'extinction de la personnalité surviennent ici comme dans les autres mélancolies chroniques ; soit par nécromanie après la nécrophobie ou anatophobie du syphiloniam, soit par dissociation à l'infini de la personnalité chez le microzoomane ou le verminophobe, qui se croient métamorphosés en un grouillement d'insectes, de vers, ou en culture de microbes.

croyance qu'il a la tête et le cerveau peuplés d'oiseaux qui s'envolent de temps en temps.

Moreau de Tours rappelle l'aberration analogue dont fut atteint Harrington au déclin de sa vie. Il s'imaginait que ses idées prenaient naissance dans son cerveau sous forme d'oiseaux ou d'abeilles qui s'envolaient ensuite au loin. Les malades de ce genre en arrivent, en effet, à attribuer à leur propre pensée la même objectivation qu'aux autres phénomènes automoteurs. Abdiquant dès lors toute personnalité, ils rapportent leurs idées à une mentalité étrangère.

Le malade que nous venons de citer est assez typique à ce point ce vue, il sent parler ses poissons. Il n'entend rien dans les oreilles, mais peut, après s'être recueilli, la tête penchée, nous transmettre ce qu'ils pensent. Or, ces poissons ont un délire mélancolique des plus caractérisés ; ils sont malheureux, malades, mourants, etc. Il est permis de penser que nous avons affaire, dans ce cas, à des phénomènes psycho-moteurs atténués, et que le malade comprend ses poissons par le moyen des voix épigastriques de Baillarger, sur lesquelles nous reviendrons d'ailleurs plus loin, à propos des cas où elles sont de règle (possession).

« L'excitation (1) motrice qui se manifeste visiblement dans l'habitude extérieure des anxieux agités se traduit souvent dans leur conscience par le sentiment d'une force irrésistible qui pousse ou qui arrête, d'un spasme douloureux qui paralyse comme le font les contractures et les

(1) Cotard, *Etude sur les maladies mentales*, p. 126, 1891.

crampes musculaires, ou encore par le sentiment d'un mouvement convulsif qu'ils ne peuvent dominer. C'est alors que se développent les idées de puissance infernale. de possession, de damnation... »

On doit à M. le Dr Séglas d'avoir démontré l'influence des impulsions verbales, dites hallucinations psychiques, sur cette forme de délire. Les autres phénomènes impulsifs se comportent de même. « Des malades à impulsions violentes se croient criminels, possédés, damnés ou changés en diables ; d'autres, poussés à hurler et à mordre, se croient métamorphosés en loups.

« Les réactions inhibitoires qu'exercent les impulsions maladives sur les différentes régions de la série psychique se traduisent par l'idée d'une influence destructive sur les objets extérieurs, sur l'univers entier... Les états de dépression motrice simple avaient conduit le malade au doute et aux négations philosophiques et religieuses ; les états d'exaltation inconsciente suggèrent la croyance aux êtres surnaturels. »

Un malade, dit Griesinger (2), se sent en proie à une tristesse profonde. Or. il est habitué à n'être triste que sous l'influence de causes fâcheuses ; de plus, la loi de causalité exige que cette tristesse ait un motif, une cause, et avant qu'il s'interroge à ce sujet. la réponse lui arrive déjà : ce sont toutes sortes de pensées lugubres, de sombres pressentiments, des appréhensions qu'il couve et qu'il creuse jusqu'à ce que quelques-unes de ces idées soient devenues assez

(2) Griesinger, *Traité des maladies mentales* trad. Doumic., 1865.

fortes et assez persistantes pour se fixer au moins pendant quelque temps.

Aussi le délire a-t-il le caractère des tentatives que fait le malades pour *s'expliquer* son état. Il est secondaire, mais cette explication, le malade la tire fatalement des notions antérieurement acquises et du sens dans lequel son éducation a été arrêtée ; de là l'intervention possible de préoccupations et de scrupules d'ordre religieux dans la recherche du pourquoi.

Bien que cliniquement secondaires, ces éléments du délire ont leur origine dans le développement même de l'intelligence du malade ; aussi croyons-nous qu'ils ne constituent pas un élément indifférent et négligeable. d'autant moins qu'ils peuvent à leur tour réagir sur les désordres primitifs psychomoteurs en les accentuant. Ceux-ci en arrivent peu à peu à envahir la scène clinique au point de lui donner un cachet particulier que nous allons nous attacher à mettre en lumière.

Sous l'influence de l'éducation religieuse, le malade se livre à des examens de conscience minutieux, repassant dans sa mémoire ses moindres actes, en particulier ceux qui touchent à ses devoirs de piété. Cette tension de l'imagination dans un perpétuel *meâ culpâ* aboutit rapidement à la découverte de fautes plus ou moins puériles contre la morale religieuse. C'est alors que le malade s'accuse d'avoir mal fait sa première communion.

La moindre entorse aux rites les plus accessoires des manifestations extérieures de la religion suffit à alimenter son délire, et le malade en arrive à découvrir ainsi dans son passé le plus lointain des motifs à la colère divine. Dès lors il ne lui reste plus que l'expiation par la prière et les macérations, si même il en est temps encore! Mais voilà bien un autre motif d'angoisse : la prière lui est devenue impossible ; l'inhibition, sur laquelle nous avons insisté précédemment, anéantit ses réactions volontaires et le condamne à l'impénitence.

L'aboulie et la résistance passive auxquelles il se heurte sont extériorisées et attribuées à l'action répulsive des sacrements dont il essaie en vain de s'approcher. Le doute ne lui est plus permis, il est en état de péché mortel, il est maudit, il est damné.

La conscience du changement produit dans l'individualité amène au début des efforts de réaction, des états anxieux ; mais dès que les malades s'aperçoivent qu'ils ne peuvent sentir, penser, agir autrement qu'ils font, que la lutte leur est impossible, cet asservissement de la volonté, cet assujetissement du moi entraîne des idées de domination par une puissance supérieure, des idées de possession presque de règle chez les aliénés négateurs (1).

La dissociation ou la transformation de la personnalité sont alors très évidentes, et les malades les traduisent souvent eux-mêmes en disant qu'ils se croient doubles ou bien qu'ils sont changés en un être malfaisant, diable ou démon. Mais si l'on remarque, comme dit justement M. Ribot (2),

(1) Griesinger. *Loc. cit.*, p. 55.
(2) Ribot. *Maladies de la personnalité.*

que la transformation absolue de la personnalité, c'est-à-dire la substitution d'une personnalité à une autre, complète, sans réserve. sans aucun lien avec le passé, suppose une transformation de fond en comble dans l'organisme, on ne s'étonnera pas de la rencontrer plus rarement et plus tardivement.

L'état de conscience actuel en évoque généralement un semblable, mais qui a un autre accompagnement : les deux peuvent paraître miens quoique se contredisant ; selon que la scission est plus ou moins complète, tantôt le malade s'attribue la responsabilité de ses maléfices, tantôt refusant de s'assimiler les impulsions horribles qu'il sent naître en lui et dont il a conscience, il les explique par la théorie de la possession.

Comme le dit M. Cotard (1), « il n'y a qu'une nuance entre les délires de culpabilité et de possession ; dans la confusion mentale qu'amène l'agitation anxieuse, les malades passent souvent de l'un à l'autre et se considèrent tantôt comme criminels, tantôt comme damnés et tantôt comme possédés.

« Lorsque ce sentiment de puissance intérieure acquiert une intensité suffisante, il donne une sorte de grandeur aux conceptions morbides.

« Le malade croit qu'il est la cause de tout le mal qui existe dans le monde ; il est Satan, il est l'Antéchrist.

« Quelques-uns s'imaginent que leurs moindres actes ont

(1) Cotard. *Le délire d'énormité*. S. M. P., 6 mars 12.880

des effets incommensurables ; s'ils mangent, le monde entier est perdu : s'ils urinent, la terre va être noyée par un nouveau déluge. » Mais le plus ordinairement on peut observer le passage de l'un à l'autre de ces états ; la scission, tout d'abord incomplète, s'achève avec le temps, et le malade primitivement possédé finit par ne plus faire qu'un avec le diable.

« Il faut signaler, disait déjà Esquirol (1) comme une variété de démonomanie l'état dans lequel certains aliénés, frappés des terreurs de l'enfer, croient être damnés. »

Ils ne sont pas comme les démoniaques actuellement au pouvoir du diable, ils ne voient pas, ne sentent pas des flammes, du soufre qui les dévorent, mais ils redoutent la damnation, ils sont convaincus qu'ils iront en enfer. Ils s'imposent des mortifications plus ou moins outrées, plus ou moins bizarres pour prévenir leur destinée. C'est (2) la damnomanie de Fodéré, la démonophobie de Guislain (3) par opposition à la démonomanie proprement dite.

Ces malades luttent encore, ils ne sont pas résignés et convaincus de la fatalité de leur sort ; ce ne sont le plus souvent d'ailleurs que des mélancoliques religieux parvenus à une phase moins avancée d'une même évolution chronique. Avant de se croire possédés, ils passent par une

(1) Esquirol. *Traite des maladies mentales*. Paris, 1838, t. I, p. 517.

(2) Fodéré. *Traité des maladies mentales*. Paris.

(3) Guislain. *Traité sur l'aliénation*. Amsterdam. 1826.

période de désespérance et d'inhibition où ils se croient abandonnés de Dieu et damnés.

Dès cette époque, ils se livrent à un délire palaingnostic qui atteint bientôt jusqu'à la notion première de leur origine. Après s'être demandé si la damnation qu'ils sentent peser sur eux ne daterait pas d'avant leur première communion par exemple, ils peuvent en arriver à craindre, comme une de nos malades, d'avoir été omis dans la grande rédemption du péché originel ; la question ainsi posée est résolue d'avance contre le malade.

D'autre part, recherchant avec persistance tous les griefs dont ils auraient pu se rendre coupables, ils passent mentalement en revue tous les méfaits que la religion poursuit de son anathème. Mais l'intensité même des représentations mentales d'une chose redoutée fait qu'on en arrive à croire l'avoir faite, ou même qu'on passe à l'exécution de l'acte.

On a dit de l'état normal que penser c'était se retenir d'agir. Pour Setchenoff, c'est un réflexe réduit à ses deux premiers tiers. Se figurer un fait, c'est se le représenter mentalement, en quelque sorte se le mimer intérieurement, s'en esquisser à soi-même les mouvements (1).

Par suite de la perversion du sens interne et de la motilité, les résidus de ces pseudo-mouvements qu'on appelle idées sont méconnus dans la conscience malade, qui les prend pour faits accomplis, ou même y trouve une source

(1) Voir Binet et Féré. *Sensation et mouvement.*

d'impulsions involontaires d'où naissent des mouvements automatiques ; de là des raptus qui se produisent alors que le malade est au plus profond de l'inhibition et de la stupeur angoissée.

Jusqu'ici, l'automatisme peut donc se réduire aux impulsions élémentaires (mutilations, suicides, etc.), l'obnubilation peut même prédominer encore, et les impulsions demeurer latentes ou à l'état naissant ; le malade s'attribue seulement des méfaits imaginaires et se croit la cause de phénomènes réels accidentels. Une mélancolique religieuse qu'on retrouvera plus loin croit qu'elle est cause de la folie de toutes ses compagnes d'asile. Une démonopathe immortelle de Cotard (1) s'imagine que sa tête a pris des proportions tellement monstrueuses qu'elle franchit les murs de la maison de santé et va jusque dans le village démolir comme un bélier les murs de l'église.

Les phénomènes impulsifs, en germes dans les formes communes de mélancolie, engendrent à l'état faible les idées de culpabilité et de damnation ; ils s'accentuent à mesure que le moi déprimé, réduit ou annihilé, ne peut plus ni s'assimiler ni inhiber les excitations motrices qui viennent à se produire. De là les idées de possession diabolique.

Et de fait, les malades, après avoir perdu leur personnalité première, en arrivent logiquement à croire qu'ils personnifient le malin esprit, le diable, si les troubles psycho-

(1) Cotard. *De l'Hypocondrie*, *loc. cit.*, p. 405.

moteurs se caractérisent et prennent corps assez pour provoquer des associations dynamiques coordonnées dans le sens de cette obsession terrifiante. Il n'y a plus alors seulement extinction et négation de la personnalité primitive, mais substitution d'une personnalité nouvelle tendant à effacer toutes traces de la précédente. C'est, qu'en effet, il n'y a aucun point commun entre elles, mais au contraire opposition absolue et contradiction flagrante (1).

Tout lui semble alors un vrai mirage, une apparence sans corps; il ne peut tout d'abord nier les phénomènes tels que la vue de la personne, le son de sa voix, le contact de ses mains, etc., et cependant il y manque ce je ne sais quoi d'essentiel distinguant l'apparance de la réalité. Et cependant il sait encore reconnaître, puisque la présentation d'un objet provoque de sa part telle négation particulière... Lui présente-t-on, par exemple, une rose sans mot dire, il s'écrie : « Ce n'est pas *une rose !* » L'idée et le mot lui restent, mais lui paraissent, en quelque sorte, *vides de leur contenu*, selon l'expression de Cotard.

« Il semble que l'aberration des perceptions actuelles ne s'étende pas toujours en même temps aux perceptions anciennes ; le malade doute seulement des gens dont on leur

(1) Dans les délires religieux à systématisation primitive le dédoublement n'entame en rien la personnalité primitive, la personnalité surajoutée vient au contraire à la rescousse (si l'on peut ainsi parler) de la personnalité première. Exemple : Théomanes. (Voir Séglas. *Annales médico-psychologiques*, janvier et juillet 1889, *loc. cit.*)

parle sans les leur montrer, alors qu'ils nient formellement ceux qu'on leur présente.

Alors que les perceptions actuelles sont méconnues et niées dans leur objet, les images enregistrées à une époque où la mentalité n'était pas entamée sont encore reconnues normales, jusqu'à ce que, à leur tour, elles s'altèrent, comme celles correspondant aux acquisitions ultérieures. Cette dissociation progressive de la synthèse mentale implique donc un processus rétrograde, un délire rétrospectif spécial. A mesure que les phénomènes se dessinent, d'ailleurs, les tendances négatrices s'accusent ; le malade en arrive à nier, non plus l'objet perçu, mais aussi les perceptions mêmes de la vue, de l'ouïe, du tact, etc. Comment pourrait-il voir, sentir, toucher, puisqu'il n'a ni yeux, ni oreilles, ni mains... plus rien.

A ce propos, il n'est pas sans intérêt de noter l'ordre dans lequel s'altèrent les différents éléments constituant l'ensemble de nos perceptions psycho-sensorielles. Les données relatives au sens interne et aux perceptions organiques cénesthétiques semblent constamment méconnues les premières. Les malades se plaignent souvent d'altérations viscérales : on leur a changé leur cerveau, ils n'ont plus de cœur, de poumons, de foie, etc.

Le sens musculaire s'altère ensuite. Le négateur méconnaît ses propres mouvements, les attribuant à d'autres ou à

(1) Séglas. *Des négations*, p. 2.

un mécanisme inerte. Finalement, il les nie. En dernier lieu, la sensibilité tégumentaire (sens externe du tact et sens spéciaux) est, à son tour, l'objet de la même aberration ; le monde extérieur disparaît également, dans le présent d'abord, puis même dans le passé.

Comme on l'a dit, les sens externes circonscrivent la personnalité, mais ne la constituent pas ; aussi comprend-on que tous les phénomènes morbides puissent ici être rapportés à la perte initiale du sentiment de l'individualité propre, conséquence fatale d'une altération cénesthétique primitive.

C'est par la perception obscure, inconsciente, mais continue, que nous nous sentons exister. De cette notion, nous tirons celle d'autres existences analogues, causes, comme elle, des phénomènes perçus. Le substratum essentiel de ces notions premières manquant, le lien qui unit les phénomènes à la notion de réalité affirmable est rompu ; rien n'est plus.

« Chez les persécutés hypochondriaques, dit Cotard, la marche est inverse. L'hypochondrie du début est surtout physique ; ce n'est qu'à une période avancée que les malades se préoccupent de leurs facultés intellectuelles : on les abêtit. on les empêche de penser, on leur dit des bêtises, on leur soutire leur intelligence. L'hypochondrie des anxieux porte le cachet de l'humilité : ils sont répugnants, ignobles, pourris, damnés. Les persécutés, au contraire, ont fort bonne opinion d'eux-mêmes et s'en prennent aux influences extérieures des souffrances qu'ils éprouvent et des maladies dont ils sont atteints. L'anxieux, lui, trouve en lui-même la cause de toutes ces influences nuisibles ; lorsque, plus tard, il devient immortel, c'est loin d'être là une idée mégalomaniaque vraie ; le malade gémit sur cette immortalité, qui n'est qu'une douleur de plus ajoutée à tant d'autres ; il ne doit pas mourir, mais souffrira pendant l'éternité. Cette idée d'immortalité se rencontre surtout dans les cas où l'agitation anxieuse prédomine. Dans la stupeur, les malades s'imaginent plutôt qu'ils sont morts ; on en voit même qui présentent alternativement l'idée d'être morts ou l'idée de ne pouvoir mourir, suivant leurs états alternatifs d'agitation anxieuse ou de dépression stupide.

A un degré plus avant s'observe la dissociation de la personnalité, son dédoublement. Le démonophobe s'est finalement transformé d'une façon insensible, mais le plus souvent définitive, en démonomane. L'ancien damné est maintenant possédé jusqu'à ce que les séries d'impulsions réitérées et multipliées submergent tout vestige de l'ancienne personnalité et triomphent de ses dernières résistances.

L'automatisme s'élève alors graduellement aux mouvements les plus complexes, et en particulier à ceux de l'expression par la parole, la voix du démon finissant par se faire entendre seule pour blasphémer victorieusement. Aussi est-ce à la recherche de ces impulsions verbales et de ce langage automatique que se ramène la suite de notre étude.

« Lorsqu'un homme, dit Albert Maury, est poursuivi par

la crainte d'être damné, cette idée le préoccupe, c'est-à-dire qu'elle vient d'elle-même à la traverse de ses occupations intellectuelles. Le retour fréquent de cette crainte, qui prend sa source dans un sentiment développé naturellement par l'éducation, réagit constamment sur l'esprit et par contre-coup sur les nerfs sensitifs : notre homme craint de voir, d'entendre, de sentir le diable. Ses appréhensions agissent à son insu sur la partie encéphalique des nerfs sensitifs, et tout à coup, un beau jour, notre homme voit le diable en personne et entend son ricanement. Il ne méditait pourtant pas sur le diable, bien au contraire, cette idée lui faisait peur, il la fuyait, mais il n'en était pas moins sous l'empire de sa préoccupation qui s'attachait à cette idée (1). »

Ce raisonnement s'applique d'une façon absolument identique aux réactions motrices qui font articuler automatiquement des blasphèmes par exemple, aux mélancoliques à idées de damnation. Ces phénomènes d'articulation mentale paraissent même le substratum essentiel des délires de possession ; nous verrons, dans les faits, qu'ils précèdent souvent les troubles sensoriels, non constants d'ailleurs. C'est que la tendance de l'idée à devenir réalité est une source d'impulsions actives dans l'esprit, et que lorsqu'un objet cause de la frayeur, l'idée s'en imprime avec une intensité correspondante au degré de frayeur (2). Il s'ensuit que les actions

(1) Albert Maury. *Le Sommeil et les Rêves*, p. 170, et *Annales médico-psychologiques*, t. V, 1845 et 1853.

(2) Mosso. *La Peur*.

des malades se conforment à cette idée et non à leurs propres volitions. Voilà pourquoi. quand ils veulent prier et appeler Dieu à leur secours, ces malades, loin de le pouvoir faire, prononcent des mots qui achèvent de les épouvanter.

Nous rappellerons maintenant l'opinion des principaux auteurs contemporains sur le sujet, corroborant les citations historiques des anciens démonographes et nous terminerons par une série de faits cliniques.

« Il n'est pas rare. dit Griesinger, d'observer chez les malades atteints de démono-mélancolie des convulsions des muscles soumis à la volonté, des contractions du larynx qui altèrent la voix d'une façon surprenante... L'explication la plus facile de ce phénomène psychologique se trouve dans les cas, qui ne sont pas rares, où les séries d'idées. à mesure qu'elles arrivent, s'accompagnent d'une contradiction intérieure qui s'attache involontairement à elles et qui a déjà pour résultat d'amener une division, une séparatioa fatale de la personnalité. Dans les cas très développés où ce cercle d'idées, qui accompagnent constamment la pensée actuelle en lui faisant opposition, arrive à avoir une existence tout à fait indépendante, il met en mouvement de lui-même le mécanisme de la parole, il prend un corps et se traduit par des discours qui n'appartiennent pas au moi (ordinaire) de l'individu. Ce cercle d'idées qui agit librement sur les organes de la parole, l'individu lui-même n'en a pas conscience avant de l'exprimer, le moi ne le perçoit pas : ces idées viennent d'une région de l'âme qui reste dans l'obscurité pour le moi ;

elles sont étrangères à l'individu c'est un intrus qui exerce une contrainte sur la pensée.

« Les gens sans éducation voient dans ce cercle d'idées un être étranger. Dans quelques cas. on trouve dans ces discours insensés... une ironie qui se dirige contre les idées qu'antérieurement ces individus respectaient le plus ; mais d'ordinaire le démon n'est qu'un pauvre sire, bien lourd et bien trivial (1) ». « Incapables de diriger leurs idées, dit Baillarger (2). ils sont obligés de les subir. »

« Entraînés à chaque instant par ces idées spontanées et involontaires, ils cessent de pouvoir fixer leur attention, et après avoir vainement lutté contre la puissance qui les domine, ils sont conduits le plus souvent à des explications erronées ; ils attribuent les idées qui les obsèdent à un être étranger. Ce qui aide à cette explication, c'est la nature même de ces idées qu'ils n'ont jamais eues dans leur état normal, ou même qui sont complètement opposées à leurs idées habituelles ; enfin, l'erreur devient plus complète par suite de la forme que revêt bientôt la pensée lorsque cet état se prolonge... et que l'exercice des facultés est devenu involontaire ; la pensée ne se reproduit plus alors sans être articulée intérieurement. De là cette singulière illusion d'une voix qui a son siège dans la région de l'estomac. C'est alors que la dualité devient plus tranchée, c'est alors aussi qu'il y

(1) Griesinger. *Maladies mentales*, traduction Doumic, p. 258.
(2) *Théorie de l'automatisme.*

a bien véritablement comme une double pensée et comme deux êtres distincts...

« En effet, les aliénés méconnaissent leur propre voix comme on la méconnaît dans les rêves ; mais il ne saurait dans ces cas y avoir de doutes... L'hallucination consiste évidemment à entendre des paroles que les malades prononcent bas, à leur insu et la bouche fermée, et qui semblent sortir de la poitrine. Aussi disent-ils qu'ils sentent le démon dans leur corps et désignent constamment l'épigastre.

« Dans les cas de ce genre, l'homme perd la conscience de son unité intellectuelle ; il continue à considérer comme lui appartenant une partie des idées qui surgissent dans son esprit, mais il y en a une autre partie qu'il attribue à une personne étrangère.

« La pensée, abandonnée à elle-même comme dans le rêve, se produit spontanément ; elle se forme en paroles... Il s'établit alors une sorte de lutte entre la volonté qui tend à reprendre la direction des idées, et la mémoire et l'imagination qui continuent à agir d'une façon automatique.

Pendant le sommeil, le rêveur prononce souvent les paroles qui expriment les idées de son rêve. tantôt il se borne à les murmurer, tantôt il rêve tout haut ; il en est de même de cet halluciné. On le voit, pendant la durée de l'hallucination, remuer les lèvres comme les personnes qu'on rencontre parlant seules, dans la rue, sans en avoir conscience. »

« Le malade, dit Janet (1), constate que ses muscles font, à

(1) P. Janet. *Automatisme psychologique*, p. 440.

son insu et malgré lui, des actes compliqués ; il entend sa propre bouche lui commander ou le railler ; il résiste, il discute, il combat contre un individu qui s'est formé en lui-même. Comment peut-il interpréter son état, que doit-il penser de lui-même ? N'est-il pas raisonnable quand il se dit possédé par un esprit, persécuté par un démon qui habite au-dedans de lui-même ?

« Comment douterait-il quand cette seconde personnalité, empruntant son nom aux superstitions dominantes, se déclare elle-même Astharoth, Leviatan ou Belzébuth ? La croyance à la possession n'est que la traduction d'une vérité psychologique. »

« Cherchant à déterminer les caractères cliniques de la démonopathie, Calmeil dit qu'après être devenus d'abord incapables de prier, les malades éprouvent des impulsions irrésistibles à jurer, à proférer des paroles blasphématoires et des malédictions. « A leurs perturbations viscérales, attribuées à la présence de démons dans les entrailles, s'ajoutent des hallucinations vocales réitérées qui font croire aux malades que les esprits impurs parlent par leur bouche, et que ce sont eux qui vomissent par torrents les blasphèmes qu'ils sont forcés de proférer... en les empêchant d'approcher des sacrements et d'accomplir leurs devoirs religieux... d'où la conviction que le diable peut manœuvrer à son gré les différentes pièces de leur corps (1). »

(1) Calmeil. *Loc. cit.*, t. I, p. 85.

« Comme tous les lypémaniaques, dit Esquirol, les démonomaniaques ont des hallucinations et des illusions de sens ; les uns croient être le diable, les autres se persuadent qu'ils ont le diable dans le corps, qui les pince, qui les mord, les déchire, les brûle ; quelques-uns enfin l'entendent parler, sa voix part du ventre, de l'estomac, de l'utérus ; ils conversent avec lui : le diable leur conseille des crimes, des meurtres, des incendies, le suicide ; il les provoque aux obscénités les plus ordurières, aux blasphèmes les plus impies ; il les menace, les frappe s'ils n'obéissent à ses ordres...

« Le marmottement continuel de certains possédés faisait croire que ces malheureux s'entretenaient avec le diable de manière à ne point être entendus. On trouve ce symptôme chez beaucoup de mélancoliques, surtout chez ceux qui sont tombés dans la chronicité et la démence, qui balbutient, à voix très basse, des mots sans suite (1). »

Marcé dit de même : « Pour les possédés, le démon, qui s'était introduit par les orifices naturels, mettait en jeu la langue, le pharynx, les poumons et tout l'appareil vocal, pour produire les sons et les mouvements les plus étranges (2). »

Nous n'en finirions pas de rapporter les passages où les auteurs reviennent sur ce point, à peu près dans les mêmes termes ; les anciens traités de démonologie ne sont pas moins instructifs à ce sujet.

(1) Esquirol. *Maladies mentales* : *De la démonomanie*, t. I, pp. 509, 511.

(2) Marcé. *Traité des maladies mentales*, p. 12.

Fernel (1), parlant de l'intervention des esprits et de la possession par eux, dit qu'ils ont coutume de s'introduire dans le corps des gens et de parler par leur bouche... Il en cite des exemples où le diable s'était introduit par les pieds jusqu'au cerveau, « d'où il discourait de toutes sortes de choses. selon la coutume des démonacles. »

Il y a présomption de sorcellerie. dit Boguet (2), quand l'individu est fils de sorcier, quand il porte sur la peau des signes faits par le diable. *quand il parle tout seul*, qu'il se dit damné, qu'il demande à être rebaptisé, *et marmote constamment entre ses dents*, les yeux fixés contre terre, des paroles inintelligibles.

Le diable, d'après Willis (3). *peut parler par la bouche des énergumènes*, « en s'insinuant dans les couloirs du système nerveux » ; il se sert souvent ainsi d'idiomes que les démoniaques ne comprennent pas ; il récite des choses que ceux-ci ignorent. Les organes des possédés sont mis en jeu par le démon comme des instruments qu'ils manœuvrent avec habileté (4).

F. Plater pense que les esprits déchus ont encore, dans quelques circonstances, le pouvoir d'intervenir pour porter le désordre dans l'organisme humain. Il est persuadé, d'après ce qu'il a lui-même observé, que la folie démoniaque.

(1) *Fernelii. Opera.* Genevæ, 1679, l. II, ch. XVI.

(2) H. Boguet. *Discours des sorciers.* Lyon, 1603.

(3) Th. Willis. *Opera*, in-4, 1681.

(4) J. Wieri. *Opera*, et J. Bodin, *Démonomanie* : *Des sorciers* : in-4°, Paris, 1582.

tout en présentant à peu près les mêmes symptômes que la manie ou la mélancolie ordinaires. peut cependant en être distinguée par des signes à peu près certains.

Au dire de Plater (1), on reconnait qu'un aliéné est affecté de ce genre d'affection lorsqu'il reste pendant des intervalles plus ou moins longs sans parler, sans prendre de nourriture, et qu'*il entend parler le démon par sa bouche*. Une de nos malades sent des bêtes qui la possèdent ; une nuit, elle a cru saisir une araignée à travers la peau de son bras. Elle comprend, dit-elle, ces animaux et l'être surnaturel qui la travaille dans la tête de la même façon que nous comprenons ce que vont faire une mouche ou une fourmi que nous aurions sous les yeux (pas de paroles articulées à l'oreille). On lui a extrait les intestins ; elle a aussi dans les parties génitales des sensations douloureuses (barre de fer froide) en même temps qu'un poids énorme sur la poitrine. Tout son corps peu à peu est changé, sa peau est comme celle d'un sours (sorcier) ; elle comprend maintenant qu'elle ne puisse plus suivre la messe étant damnée : « c'est une autre vie dans ma vie, je souffre dans tous les sens, dans ma pensée et dans mon corps. »

Une autre de nos malades, placée il y a plus de dix ans, était au début « bobinée par la ficelle des diables », c'est-à-dire que ces derniers se livraient sur son corps à toutes sortes d'expériences de magie et de sorcellerie ; ils l'ont

(1) *Plateri Praxeos medicæ*, t. I, in-4, Basilæ, 1736.

ainsi tuée plus de vingt-cinq fois. Le lendemain, ils remettaient en action son cadavre et la ressuscitaient par la physique magique et la médecine noire. C'est surtout le soir qu'on la fait mourir après qu'elle s'est couchée. Elle continue ainsi de vivre, bien que morte, car elle n'est plus que le zéro des zéros. Tout ce qui arrive n'est que des expériences diaboliques, elle n'y est pour rien ; elle a bien cinquante-trois ans, mais elle est morte depuis dix ans. Chaque matin elle apprend à marcher « comme l'enfant qui vient de naître » ; elle se livre journellement à un curieux travail, consistant à relire un dictionnaire qu'elle couvre de notes de peur d'oublier ses mots. Ces notes ne sont d'ailleurs que des suites d'expressions assommantes variées et incohérentes.

Son intestin est putréfié, on l'a vidée ; elle sent par instants s'introduire dans son intérieur les têtes, les mains des diables qui la font agir à la façon des marionnettes creuses. Elle prétend ne plus manger et ne plus aller à la selle, son cœur est comme un charbon près de s'éteindre, etc. ; démence commençante. A l'époque de l'entrée, on lui faisait voir des fantômes et des visions infernales ; elle a même vu les douze apôtres, aussi avait-elle été prise d'abord pour une persécutée mystique.

La malade G. J..., femme P..., internée depuis six ans, croit être le diable incarné. C'est une mélancolique typique constamment à l'écart, humblement accroupie ; elle passe son temps à monologuer son délire : elle a par intervalles des accès d'agitation anxieuse, demandant à être torturée, brûlée, etc. Elle s'est cru longtemps damnée, s'accusant d'avoir mal fait sa première communion, d'avoir volé, etc. ; a cherché à s'empoisonner avec de la noix vomique, puis elle a découvert rétrospectivement que dès sa naissance elle était vouée au mal, elle a compris qu'elle avait dû être oubliée dans la grande rédemption du péché originel, maintenant elle sent bien qu'elle ne fait plus qu'un avec le diable. Actuellement, cette idée est confirmée par toutes sortes d'interprétations délirantes ; c'est ainsi qu'elle voit dans les dessins formés par les boiseries du plancher les figures grimaçantes de ceux qu'elle a fait damner et des diables.

Nous l'avons dit, les hallucinations vraies ne sont point constantes ni essentielles chez ces malades ; lorsqu'on les observe, elles sont le plus souvent transitoires, élémentaires et secondaires. Il semble que ces phénomènes se ressentent de la perturbation cénesthésique primitive. De même que ces malades perçoivent mal les impressions ordinaires, de même leurs hallucinations visuelles, par exemple, se produisent comme à travers les voiles du rêve.

Une démoniaque voulant faire comprendre le caractère du phénomène qu'elle éprouvait, disait que le diable lui apparaissait comme transparent et qu'il semblait qu'il n'y avait rien à toucher (1).

(1) Baillarger, pp. 317-323.

Une malade à délire de négation et de possession que nous avons observée a bien entendu par l'oreille une voix lui disant : « Tu es maudite », et elle a vu ces mots écrits sur le mur. Mais à cette époque il y avait déjà trois mois qu'elle était malade, et que pour expliquer le changement survenu en elle elle se disait à elle-même : « Mais tu es maudite ! » Depuis, aussi, elle a eu des hallucinations visuelles en rapport avec ces mêmes idées ; elle a vu le diable, l'enfer, mais ces hallucinations ne se présentent que la nuit. Les personnes sont indistinctes, ce sont plutôt des ombres qu'elle voit sur le mur. Pour l'ouïe, de même ; elle n'entend que des bruits (1). Des hallucinations aussi élémentaires ne sont évidemment pour rien dans les désordres de la personnalité qu'on remarque ici. En revanche. les troubles psychomoteurs semblent avoir une influence capitale ; les observations qui suivent nous paraissent le démontrer.

Une de nos malades, en proie à un délire anxieux datant de plusieurs mois, se croit damnée et poursuivie par les diables ; elle est particulièrement obsédée par une voix intérieure qui lui dit de se jeter à l'eau. Bien que cette voix soit contredite par une autre, elle s'est jetée à plusieurs reprises dans un bassin pour se noyer ; ces voix ne lui viennent pas dans l'oreille, mais partent de l'estomac. Elle ne peut d'ail-

(1) *Séméiologie et pathogénie des idées de négation*, Séglas, *loc. cit.*

leurs plus prier Dieu, il lui monte des blasphèmes que sa bouche prononce sans qu'elle le veuille. Elle a vainement essayé de lutter, en s'efforçant d'empêcher ces mouvements involontaires sans y réussir ; elle sent qu'elle ne se possède plus, qu'on agit pour elle et par elle.

Elle se croit la cause de toutes les maladies qu'elle voit autour d'elle. La certitude où elle est que tous ces phénomènes sont dus non pas à elle mais au diable, l'a poussée à demander l'exorcisme au prêtre de chez elle, qui a refusé et s'est moqué d'elle ; depuis, elle s'est confirmée dans l'idée qu'elle est abandonnée de Dieu et de ses ministres et vouée à la damnation et aux flammes de l'enfer. Cela ne l'empêche pas de désirer la mort par le suicide qu'on lui ordonne, bien qu'elle doive souffrir plus encore de la damnation ; cette dernière est encore préférable au combat qu'elle endure en cette vie.

La sœur de la malade est morte à l'asile après plusieurs années d'un délire absolument semblable. « Deux pensées, dont l'une représente le bien et l'autre le mal, sont en lutte continuelle dans son imagination. La pensée du mal l'emporte toujours », disent les certificats qui la concernent.

Une malade de M. Séglas, à côté d'hallucinations auditives ordinaires, entend des voix intérieures lui parler : « Ce sont des mouvements qui se font en moi qui me disent tout cela. » On la voit remuer les lèvres et prononcer des mots indistincts qu'elle répète ensuite tout haut : une autre âme est entrée dans la sienne, elle est obligée de parler sa pensée et cause seule tout le temps (1). « Il y a toujours en moi deux idées qui se contredisent (2). »

Une malade du docteur Huet entend une voix épigastrique. « C'est comme si c'était moi qui parle ; j'ai des mouvements dans les lèvres, comme ùn lapin qui broute, et je sens ma langue remuer toute seule. » Elle a d'abord été dans l'impossibilité de parler au confessionnal, puis elle a dit des gros mots en communiant ; l'esprit qui la possède lui ravage maintenant l'omoplate et le poumon gauche, etc. Quand elle écrit, il lui lance dans la main un fluide froid qui change son écriture. (Troubles psychomoteurs graphiques.)

Si maintenant nous nous reportons au chapitre de la démonomanie d'Esquirol, nous y trouvons une série d'observations remarquables par leur analogie entre elles, et par l'existence manifeste et constante d'idées de négation et de damnation caractéristiques de la mélancolie chronique religieuse (3).

La première de ces démonomanes a déja eu deux accès de lypémanie. Le démon est dans mon corps qui la torture de mille manières ; elle ne mourra jamais. La deuxième n'a plus de corps, le diable l'a emporté ; elle est une vision ;

(1) Séglas. *L'hallucination dans ses rapports avec la fonction du langage ; hallucinations psychomotrices. Progrès médical*, 1888, n° 33 et 34.

(2) Séglas et Besançon. *De l'antagonisme des idées délirantes, loc. cit.* (*Annales médico-psychologiques*, janvier 1889, p. 24.)

(3) Esquirol. *Demonomanie*, ch. I, t. IX. *loc. cit.*

elle vivra des milliers d'années ; elle a le malin esprit dans l'utérus sous la forme d'un serpent, quoiqu'elle n'ait pas les organes de la génération faits comme les femmes. La troisième n'a pas non plus de corps, le malin esprit n'en a laissé que le simulacre qui restera éternellement sur la terre. Elle n'a plus de sang, elle est insensible (analgésie). La quatrième n'est pas allée à la selle depuis vingt ans ; son corps est un sac fait de la peau du diable, plein de crapauds, de serpents. Elle ne croit plus en Dieu ; il y a un million d'années qu'elle est la femme du grand diable. C'est une sorte d'immortalité rétrospective. La cinquième a le cœur déplacé, elle ne mourra jamais : cependant, en même temps, elle sent le diable qui lui dit d'aller se noyer. Leuret (1) rapporte des cas anologues.

Cotard (2), qui rappelle d'ailleurs les observations précédentes dans son délire des négations, insiste inversement sur ce fait que tous les malades chez lesquels il a trouvé mentionné le délire hypocondriaque avec idée d'immortalité étaient dominés par des idées de damnation, de possession diabolique, en un mot présentaient les caractères de la démonomanie, de la folie religieuse.

M. H. Dagonet (3), après avoir établi l'existence de deux sortes de démonomanes (démonomanie interne et externe),

(1) *Fragments psychologiques*, loc. lit.

(2) Cotard, *Une forme grave de mélancolie anxieuse*. (*Annale*, 1880.

(3) Legrain, *Thèse*, Paris, 1886, p. 25. Observation LXXVIII.

les uns aboutissant à la possession définitive, les autres finissant par l'emporter sur le démon, cite comme exemple de démonomanie interne (possession vraie) un malade qui croit que le démon a pris domicile dans son ventre sous forme d'un gros serpent.

« Cet homme pousse de temps en temps des cris bizarres, il s'exprime parfois dans un langage incompréhensible. C'est alors, dit-il, le diable qui parle par sa bouche, il s'établit entre le démon et lui de véritables dialogues où il reproche à son esprit de lui susciter de mauvaises pensées. Il a cherché en vain à se faire exorciser. Ses sensations sont changées, la lumière du jour lui paraît terne, verte ou brune. Il n'y a plus de Dieu, lui dit le diable ; il appelle à grands cris le bourreau ; tentatives de suicide réitérées, mort des suites d'une plaie abdominale qu'il s'est ainsi faite. »

« Satan est en moi, dit un autre malade ; je n'appartiens plus au genre humain dont il ne me reste que la forme ; depuis que Dieu s'est retiré de moi, j'appartiens à l'enfer, ma conscience le dit. J'ai commis des crimes abominables, j'ai renié ma religion, je n'ai pas prié comme j'aurais dû, j'ai communié étant indigne. »

Ces accusations, ajoute l'auteur, contrastent formellement avec le caractère réel de la malade, qui est d'une bonté angélique.

M. Magnan, dans une observation communiquée à M. le docteur Dupain, rapporte un fait à peu près semblable au précédent. C'est une femme qui se croit damnée ; antécédents héréditaires multiples, tentatives de suicide réitérées. Elle s'imagine que toute sa famille est vouée aux enfers à cause d'elle, que des sorciers l'ont ensorcelée au moyen d'un talisman ; elle sent la voix des esprits qui l'appelle ; elle prononce constamment des phrases entrecoupées à voix basse. « Je suis damnée, perdue, je suis tourmentée, j'ai volé ! Je ne mourrai jamais. Je suis morte ; je ne suis plus comme les autres, je ne puis plus travailler. »

Dans la thèse de M. Legrain, nous relevons également l'observation d'une femme qui se croit possédée par l'esprit malin. Ses membres sont agités de mouvements bizarres rappelant les contorsions des convulsionnaires, ses mouvements sont purement automatiques, et la malade n'y peut rien. D'autres fois, le visage est grimaçant ; d'autres fois encore, les mouvements sont accompagnés de sons laryngés sans aucune signification. La malade interprète ses mouvements irrésistibles en disant que c'est l'esprit malin qui la pousse à agir ainsi. La double personnalité est qu'il jouit de la faculté de prévenir l'avenir, de prévoir ce qui doit arriver, de deviner la présence de choses cachées, de parler des langues qu'il n'a pas apprises et qu'il ne comprenait pas avant l'invasion de sa maladie, etc.

Si maintenant nous passons aux faits cliniques, nous trouvons, répondant aux périodes précitées, des cas à symptômes communs avec les mélancolies ordinaires, d'autres, plus avancés, où le langage automatique se caractérise.

Une de nos malades, appartenant au premier groupe, est aliénée depuis près de trois ans. C'est un esprit faible à idées religieuses exagérées ; « ... elle est en proie à des hallucinations de tous les sens et à des troubles de la sensibilité générale qui lui font croire qu'elle est possédée par le démon. Elle s'était soumise aux pratiques absurdes d'un sorcier de village pour se guérir d'un eczéma, et depuis elle est devenue comme une personne qui tourne à l'imbécillité, voulant faire une chose et s'en retenant tout à la fois. »

Dans cet état, elle priait, faisait dire des messes, suivait des pèlerinages, etc., le tout sans succès. Pendant un carême, elle voulut aller à un chemin de croix, mais fut dans l'impossibilité de s'y rendre ainsi que de communier ; depuis, lorsqu'elle veut prononcer une prière, elle ne le peut pas, une voix intérieure lui souffle que c'est impossible, ou bien elle n'arrive qu'à prononcer des blasphèmes.

Elle sent sa langue attirée en dedans, comme si elle allait rentrer dans le corps ; elle éprouve des frémissements dans tous ses muscles, qui sont comme mus par des fils de fer... Quand elle frappe sur son bras, elle trouve que cela donne le même son que si on frappait sur un tuyau de fer creux ; elle sent tous les coups, mais il lui semble que c'est à une autre qu'on les donne. « Il y a des moments, dit-elle, où je ne peux faire valoir ma volonté, je ne puis agir de moi-même ; mes impressions ne sont plus les mêmes, c'est comme si ce n'était plus moi qui vive et qui sente. C'est cette force qui me possède, je n'ai même plus la sensation frappante. « C'est l'esprit qui me tord, dit-elle, je ne puis l'empêcher ». Elle accompagne souvent sa mimique de l'émission de certains mots, toujours les mêmes : « Je vous hais, je hais Dieu, je vous hais tous. » Puis elle ajoute : « Ce n'est pas moi qui vous dis cela, c'est l'esprit qui parle : vous comprenez bien que je ne suis pas capable de dire ces choses-là ; moi, je vous aime. » Et d'autres fois : « Vous avez beau faire, vous ne m'empêcherez pas de la posséder. » (Contagion de la possession diabolique de la mère au fils.)

Chez une malade de Griesinger (1) se forme une contradiction intérieure entre ses propres pensées et ses déterminations, une opposition immédiate, contre tout ce qu'elle vient de penser ou de faire. Une voix intérieure, mais qu'elle n'entend pas dans son oreille, se révolte contre tout ce qu'elle veut ; par exemple, déjà contre le séjour au lit auquel son état la condamne ; en particulier, contre toute élévation de sentiments, la prière ; la voix veut toujours le mal quand la malade veut le bien.

La malade, qui est une femme raisonnable, dit qu'elle a de la peine à croire que ce soit un être étranger, un démon qui soit dans son corps, bien qu'elle ait la certitude que ce n'est pas elle-même qui fasse tout cela (Obs. XV). Il y a treize ans environ, cette malade commença à entendre parler en elle. A dater de ce moment, il lui vint des pensées et elle

(1) Griesinger. *Maladies mentales*, pp. 286, 287.

dit des mots qu'elle n'avait pas l'intention de dire et qu'elle exprima avec une voix qui différait de sa voix ordinaire. Le ton de cette voix, quand l'esprit parle, diffère toujours un peu et quelquefois même totalement de la voix ordinaire de la malade ; et ce qui fait surtout que la malade croit à la réalité de cet esprit. c'est qu'il a une autre voix qu'elle.

Le résumé de ces cas modernes de démonopathie mélancolique, à côté des descriptions précitées des exorcistes de la période médiévale, montre bien l'identité complète de ces cas anciens avec leurs survivances éparses de l'époque contemporaine. L'évolution mentale collective représente donc bien une sorte de rappel des étapes anciennement parcourues dans le temps. La proportion des psychoses mystiques dépressives, variable selon les régions, reflète dans ses variétés même le stade moyen atteint par les milieux humains, stades différents selon les lieux. On peut donc dire que les psychoses dépressives dominent aux époques anciennes ou persistent dans les régions actuellement encore plus fermées et stationnaires. Les phobies morbides simples ou systématisées sont les folies des primitifs, elles évoluent vers la concentration de la terreur et sa cristallisation pour ainsi dire en une stéréotypie désolante maximum.

CHAPITRE X

Psychoses religieuses progressives évoluant vers la théomanie.

Ces formes délirantes plus modernes sont caractérisées par une moindre fragilité des éléments psycho-cénesthésiques de la personnalité. Le moi résiste et triomphe des attaques objectivées ; la démonophobie externe contient en germe l'exagération finale de l'individualité psychique de ces mystiques théomanes.

« Les conceptions délirantes présentent en général, dit Marcé, l'empreinte du milieu dans lequel vit le malade et varient singulièrement selon l'époque, les préjugés sociaux, les idées régnantes. Dans les temps antiques, les lypémaniaques se croyaient poursuivis par la colère des Euménides ou des dieux infernaux, ou atteints par les flèches de Diane ; au moyen âge, la croyance aux sorciers, aux esprits diaboliques, aux revenants, donnait aux monomanies un aspect caractéristique. De nos jours, des formes gouvernementales nouvelles, une surveillance plus grande exercée sur tous les citoyens et, dans un autre ordre d'idées, des découvertes merveilleuses en chimie, en physique, ont substitué aux idées superstitieuses du moyen âge la crainte des persécutions de la police et cette croyance, si commune chez les hallucinés, qu'on les tourmente à l'aide de l'électricité. La forme du délire change donc avec les siècles, mais au fond les éléments du délire restent les mêmes ».

Moreau (de Tours) dit de même (1) : « On ne délire généralement que dans le cercle de ses idées et de ses croyances.

« Autrefois, sous l'empire des idées superstitieuses, qui régnaient alors sans contrôle, il se rencontrait des hommes sérieux et véritablement instruits qui croyaient avoir des rapports immédiats avec la Divinité, être en relation avec les esprits célestes, les anges, bons et mauvais, recevoir d'eux les inspirations, ne rien penser, ne rien dire, ne rien faire que sous leur dictée et par leurs ordres. Aujourd'hui, ces aberrations ne s'observent plus que chez de pauvres diables qui sont nés et ont vécu toute leur vie dans un dénûment physique et moral complet, bien plus privés, encore, de la nourriture de l'âme que de celle du corps. Non plus que les possédés ou démoniaques, les illuminés mystiques, théosophes, etc., etc., ne se voient plus guère que parmi les pauvres d'esprit.

« Les idées fixes, les hallucinations sont partout, toujours, chez tous les hommes, petits et grands, savants et ignorants, le même fait morbide, la traduction phénoménale, interne ou externe, d'une lésion somatique que le milieu mo-

(1) Moreau de Tours. *Psychologie morbide*, p. 221, 222.

ral ambiant peut faire varier dans ses manifestations extérieures, dans la forme, mais non dans sa nature intrinsèque. »

« L'aspect, disent aussi MM. Magnan et Sérieux (1), sous lequel se présente le malade atteint de délire chronique varie, non seulement suivant la période de la psychose, mais encore avec ses croyances, son éducation, le milieu social dans lequel il a vécu, ses préoccupations habituelles. Il emprunte à ces divers éléments, pour édifier son délire et lui donner la marque de son individualité propre.

« Nous voyons ainsi, d'un côté, le *délire du moyen âge*, avec ses croyances superstitieuses, de l'autre, le *délire moderne* utilisant les progrès de la science et de l'industrie, et en rapport avec les luttes politiques et l'organisation sociale nouvelles. »

Le facteur sociologique, trop souvent négligé en pathologie mentale, nous semble avoir une importance non moindre en ce qui concerne l'aliéné qu'en ce qui concerne le criminel. Les progrès de l'anthropologie ont démontré son importance majeure. Cette influence des milieux sur les psychoses nous paraît nettement démontrée en particulier par les psychoses mystiques ; les caractères différentiels que le délire emprunte aux temps, aux lieux et aux croyances ambiantes, loin d'être superficiels et de pure forme, apparaissant d'autant plus profonds qu'on les étudie de plus près.

(1) Magnan et Sérieux. *Délire chronique*, p. 98.

Rappelons le tableau comparatif de l'évolution parallèle des deux variétés de psychose décrites par les auteurs précédents.

Délire du moyen age

1° *Période commune d'incubation. Inquiétudes vagues.*

2° *Démonopathes.*

Possédés.
Ensorcelés.
Damnés.
Lycanthropes.

3° *Démonolâtres et Théomanes.*

Dieu.
Saint-Esprit.
Christ.
Vierge.
Antéchrist.
Jeanne Darc.
Prophète.

4° *Démence terminale.*

Délire moderne

1° *Période d'incubation.*

2° *Electrisés. Magnétisés. Hypnotisés, etc.*

Empoisonnés.
Mouchardés.
Volés.
Ruinés, etc.

3° *Empereurs.*

Rois.
Députés.
Présidents de république.
Millionnaires, etc.
Réformateurs.
Inventeurs. etc.

4° *Démence.*

Comme en ce qui concerne les mélancolies mystiques, les formes religieuses des psychoses systématisées primitives ont survécu cependant à cette laïcisation progressive des délires que constatent les auteurs. Si la plupart des persécutés modernes ont un délire pseudo-scientifique (chimie, électricité, etc.), ou politique (jésuites, maçons), il subsiste des persécutés religieux, particulièrement en certaines régions où régnèrent les épidémies historiques de prophétisme théomaniaque. C'est à le démontrer que nous allons nous attacher en comparant les descriptions anciennes aux cas actuels.

Nous en tenant donc à la première variété, celle qu'on pourrait appeler le délire de persécutions religieux, nous allons nous attacher à en dégager les caractères. Mais il y a lieu de distinguer selon la période de la maladie.

Première période. — Et d'abord, à la première période délirante, celle qui suit la période en quelque sorte prodromique, ou d'incubation, en quoi ces malades diffèrent-ils cliniquement, d'une part, des malades à délire systématisé secondaire, mélancolie religieuse de Cotard ; d'autre part, des malades analogues à délire moderne, comme on l'a dit, à délire de persécutions pur sans idées religieuses ?

Les mélancoliques poursuivis par le démon perdent progressivement du terrain jusqu'au jour où le diable installé dans leur corps blasphème victorieusement par leur bouche ; les démonopathes qui nous occupent maintenant sont bien aussi en lutte avec l'esprit malin, mais, eux, lui tiennent tête et. au bout d'un temps plus ou moins long, finissent par triompher de ses maléfices, grâce le plus souvent d'ailleurs à quelques mystérieux soutiens dont la divine origine finit par leur être révélée. Dieu et ses saints, et non plus Satan, s'expriment par leur bouche ; mais auparavant on observe ici, en règle générale, des troubles sensoriels, multiples, essentiels et primitifs, les troubles psychomoteurs étant secondaires, tardifs et moins constants.

Parmi les démonomanes, il importe donc de distinguer, comme l'ont fait très justement Macario (1) et H. Dagonet (2), plusieurs genres de malades.

1° *Démonomanie interne.* — Les malades sont véritablement possédés, ils sont convaincus qu'ils portent le diable dans leur corps (démonomélancolies).

Il faut en effet distinguer la possession et l'obsession. Dans la première, le démon s'est emparé complètement de l'individu ; dans la seconde, il ne se livre qu'à des persécutions superficielles.

2° *Démonomanie externe.* — Les sujets ont avec le diable des rapports externes. Ce ne sont pas de vrais possédés ; mais, ils voient le diable, ils l'entendent, ils le touchent, ils le sentent ; seulement ils ne le portent pas dans leurs corps ; ce sont des hallucinations et des illusions d'une nature spéciale.

(1) Macario. *Annales médico-psychologiques*, année 1843.
(2) H. Dagonet. *Traité des maladies mentales*, 1896, p. 237.

C'est à la dernière catégorie qu'appartiennent nos persécutés religieux : ce sont des obsédés.

La distinction au début, entre ces différentes sortes de démonomanes, est loin d'être chose facile ; l'observation de l'évolution consécutive est parfois indispensable pour un diagnostic précis. En effet, chez les persécutés, les troubles de la sensibilité générale et viscérale peuvent être assez accentués au début, pour simuler des phénomènes de possession vraie.

Certains de ces malades se plaignent que l'on détruit leurs organes, qu'on leur arrache les os, qu'on leur suce le sang, ou que leurs ennemis sont entrés en possession de leurs cavités viscérales, qu'ils respirent dans leur poitrine, parlent dans leur estomac, etc.

Ces conceptions délirantes se rapprochent, on le voit, de celles des mélancoliques chroniques religieux ; elles en diffèrent cependant par certains côtés, en particulier par ce fait que, quelque soit l'acharnement de leurs ennemis, et les dégâts commis dans leur organisme, ces malades trouvent toujours le moyen de s'en défendre ou de les réparer après coup.

La distinction que nous nous attachons à mettre ici en lumière a été faite, non seulement par les aliénistes modernes, à l'exemple de Macario et de M. Dagonet, mais encore par les écrivains religieux.

Dans les vieux traités d'exorcismes on trouve très nettement exposée cette distinction entre les *Obsédés* et les *Possédés* vrais.

Fernel (1) donne une série d'observations personnelles d'individus obsédés par le démon, et d'autres véritablement possédés : « Ceci dit, afin qu'on cognoisse, que tantôt les diables entrent dedans nos corps et les brouillent par tourments insolites ; tantôt, aussi, ils n'entrent point dedans, mais agitent du dehors, les humeurs du corps. » Dom Calmet (2) signale de plus les transformations successives de ces divers états dépressifs qu'il dénomme indistinctement hypocondriaques (obsédés et possédés). Les uns (*mélancoliques vrais*) arrivent à se figurer qu'ils sont de terre, de neige, de glace, etc. idées de négation). Les autres, au contraire (persécutés) deviennent cardinaux, papes, etc. (mégalomanie religieuse). Ils parlent alors et agissent en conséquence.

La raison de ces évolutions opposées, avec un point de départ, en apparence commun, réside dans la nature même des deux sortes de délire. Cette idée a été développée par MM. Séglas et Besançon dans leur étude sur l'antagonisme des idées délirantes chez les aliénés (3).

Tandis que le mélancolique démonophobe se regarde d'avance, comme perdu, le persécuté obsédé pense facilement à une défense possible, car il a, en somme, l'instinct de la

(1) C.-J. Fernelli. *Opera*. Genevæ, 1679, t. II, ch. XVI, p. 802, 803.

(2) Cité par M. Doutrebente. Discussions sur le *Délire chronique*, *Société médico-psychologique*, octobre 1886.

(3) Séglas et Besançon. *Ann. Méd. Psych.*, janvier 1889.

conservation personnelle plutôt exagéré. Aussi. reste-t-il toujours le même lorsqu'il délire, et présente-t-il un délire convergent sur lui-même, par suite de l'origine primitive des idées délirantes et des troubles psycho-sensoriels qui les accompagnent.

Ces troubles primitifs de l'idéation s'appuient, souvent, sur des phénomènes sensoriels mais ne représentent, en somme, que l'exagération, la traduction délirante des tendances particulières natives de l'individu. Ces troubles de la sensibilité générale n'entament pas la personnalité et n'en déterminent pas d'emblée la dissociation ; les organes ne se détruisent pas, mais, toujours attaqués, ils résistent toujours.

Les conditions organiques de la personnalité subsistent intactes ; il en est de même des conditions affectives ; les tendances émotionnelles de ces malades ne changent pas de caractère, elles ne font plutôt que s'accentuer. Si bien qu'en somme, il n'y a pas métamorphose, mais plutôt exagération dans le même sens des tendances personnelles (1).

Chez les mélancoliques, en revanche, il n'y a pas, à proprement parler, d'idée d'attaque et par suite de défense, de résistance. C'est eux-mêmes qu'ils accusent et les troubles psychomoteurs initiaux montrent que les lésions de la volonté sont primitivement dominantes chez eux, aussi sont-ils vite vaincus et possédés, tandis que les autres, obsédés et

(1) Séglas. *Idées de négation. Ann. Méd. Psych.*, juillet 1889.

persécutés par le démon, se fortifient, au contraire, progressivement dans la résistance.

Comme le dit justement M. Cotard : « Le délire se greffe moins aisément sur les lésions de la volonté, que sur celles de la sensibilité. Cela est évident, puisque les sens externes sont la principale origine de la connaissance, la seule, suivant une célèbre école philosophique. Les lésions de la volonté produisent plutôt une altération de la personnalité qu'une altération de la connaissance. Maine de Biran a insisté avec raison sur le rôle important de l'effort volitionnel dans la constitution du moi.

« Il est évident que la même disposition cérébrale qui nous fait attribuer une origine externe au mouvement centripète des sensations doit nous faire attribuer une origine interne au mouvement centrifuge des volitions. Cette origine interne, le moi, se modifie et s'altère par les lésions psycho-motrices, comme le milieu se modifie et s'altère sous l'influence des lésions psycho-sensorielles. »

Aussi ne doit-on pas être étonné que l'antagonisme des idées ait, chez les mélancoliques possédés, des conséquenses tout autres que chez les persécutés religieux, entraînant d'emblée, chez eux, des lésions, du dédoublement de la personnalité.

C'est un point très délicat, car il faut bien distinguer le vrai dédoublement de la personnalité qui se produit chez le mélancolique possédé par deux puissances contraires et déjà même, atteint dans sa personnalité, déjà dédoublé, lorsqu'il n'est possédé que par une seule. Ce dédoublement subjectif des vrais possédés est bien différent du dédoublement apparent, objectif des persécutés mystiques, à hallucinations dialoguées, ou idées de sens contraire. Chez ces derniers, qu'ils n'aient que des ennemis, ou qu'ils aient aussi des défenseurs, tout se passe de la même façon, en dehors d'eux, dans le monde extérieur. Ils assistent, toujours identiques à eux-mêmes, à un combat qui se passe hors d'eux-mêmes, et présentent seulement, avec des troubles sensoriels différents, de nouvelles altérations parallèles de la connaissance.

S'il y a dédoublement à cette période, il porte sur le monde extérieur, mais la personnalité n'est ni anéantie ni diminuée. On peut même dire que ce dédoublement n'est alors qu'apparent, car tout en se plaignant d'entendre leur pensée volée, formulée par le diable, ces malades reconnaissent parfaitement qu'elle est toujours *leur*. Ce n'est, en somme, qu'une variété d'hallucinations auditives, dialoguées, un écho de la pensée.

Les hallucinations psycho-sensorielles si importantes dans ces formes offrent quelques caractères qui les différencient de celles des persécutés ordinaires non religieux. Samt (1), dans son travail sur l'application des méthodes naturelles à l'étude de la psychiatrie, signale comme particularités de son délire religieux à forme exaltée la prédominance d'hal-

(1) Samt. *Die Naturwissens f. Methode in Psychiat.*, Berlin, 1874, p. 38-42.

lucinations visuelles aux dépens des troubles auditifs prédominant au contraire dans les autres formes de délires systématisés primitifs.

« Ces individus, écrit Calmeil (1), ont, comme ils le disent, reçu des inspirations divines, ils se voient appelés à réformer les religions des peuples, à établir une religion universelle, à donner des leçons de civilisation aux divers souverains de l'Univers ; ils se disent des envoyés de Dieu, de grands prophètes, ont la prétention d'être invulnérables, immortels, d'être assez puissants pour ressusciter les morts, pour lancer l'ire de Dieu sur la terre, pour hâter la fin du monde, etc., etc.

« Ils aperçoivent, dans la lune et dans le soleil, des taches, des nuages, des emblèmes, dont ils s'évertuent à donner l'explication ; *ils se trouvent face à face avec des anges resplendissants de clarté* ; ils écrivent des codes de morale, des évangiles, sous la dictée du Saint-Esprit, ou du fils de Dieu, s'enivrent de l'harmonie céleste, de senteurs qui n'ont rien de commun avec les odeurs terrestres... enfin, le *firmament s'ouvre devant leurs yeux ébahis, ils contemplent à loisir le trône du créateur et la splendeur des chérubins et du Paradis ;... ils voient des météores enflammés, des êtres mystérieux, des animaux emblématiques*, etc., accompagnés d'éclairs, de tonnerre et d'éclats de trompettes...

(1) Calmeil. *De la Folie*, t. I. p. 37-82.

« Beaucoup de *ces visionnaires*, dit encore Calmeil, *s'étonnent de n'avoir jamais entendu proférer une seule parole aux êtres mystérieux qui leur apparaissent* et qui se contentent, disent-ils, de leur exprimer leurs intentions, leur volonté par un langage muet. »

C'est qu'en effet chez nos malades mystiques l'éréthisme des centres cortico-optiques, semble l'emporter sur celui du centre auditif. Or, chez les persécutés types, l'hallucination visuelle est bien plus rare que celle de l'ouïe, aussi Lasègue niait-il qu'on pût la rencontrer autrement qu'à titre exceptionnel, symptomatique, par exemple, d'alcoolisme surajouté (1).

On verra par ce qui suit combien les hallucinations visuelles, dont nous nous occupons, diffèrent de celles de l'alcoolisme, avec lesquelles elles ne pourraient être que difficilement confondües. Les visions des mystiques sont, d'ailleurs, de deux ordres : *terrifiantes* ou *consolantes* ; répondant au double courant antagoniste d'attaque et de défense ; les premières consistent en apparitions diaboliques où les malades voient Satan sous des formes diverses, ou bien des spectres et des revenants. Ces spectacles lugubres sont d'ailleurs communs aux démonomanes persécutés et aux mélancoliques possédés ; ils sont généralement combinés à des interprétations délirantes multiples, mais portant surtout encore sur des illusions visuelles. L'un de nos malades

(1) Legrand du Saulle et J. Falret ont développé la même idée.

assistant à un orage voit dans les jeux de lumière et dans les nuées sombres, opposées, la lutte de Satan contre Dieu et publie sur ce sujet un poème de 300 vers. Un autre, cité par Sémerie. voit un chat et comprend que c'est le Diable.

CHANT MIRACULEUX

Vision d'un Démon sous la forme d'un chat.

Sous la forme d'un chat gris, aux lunes verdâtres,
Et dont le Christ m'a dit : « Voilà la vision
« Que tu m'as demandée en tes rêves folâtres. »
Sans nul doute, j'ai vu l'esprit le plus félon !
Un instant, tout tremblant, j'ai regardé le traître,
Qui, devant moi, courbé restait tranquillement.
Puis, je l'ai vu sans bruit s'enfuir par la fenêtre.
Le Christ me soutenait en ce crucifiement !!!

Le tableau légendaire de la tentation de Saint-Antoine et les représentations mystiques souvent renouvelées de ses visions offrent un exemple frappant et typique de ce genre de phénomènes hallucinatoires. Ces troubles manifestes dans la sphère visuelle n'excluent point constamment ceux des autres sens, en particulier ceux de l'ouïe, mais ces derniers semblent presque toujours rester au second plan, élémentaires souvent et comme accessoires. De ce nombre sont les interprétations sinistres données à certains bruits, tels que les aboiements nocturnes des chiens, les cris lugubres des hiboux, coïncidant avec des visions sataniques.

Suivant les divagations communes aux anciens démonolâtres, le diable sentait le roussi, le soufre (hallucinations olfactives). Il emportait à travers les airs ceux qu'il avait ensorcelés, après les avoir métamorphosés en bouc ou autre animal (hallucinations de la sensibilité générale). Il leur faisait manger des mets diaboliques au sabbat (gustation) et s'accouplait avec eux en incubes et succubes (sensibilité génitale).

Comme les précédentes, les hallucinations consolantes antagonistes paraissent prédominer dans la sphère visuelle. Ce sont, le plus souvent, des visions radieuses et resplendissantes de lumières ; les personnages en sont généralement immobiles ; quelquefois aussi c'est la figure d'un tableau, ou une statue longtemps contemplée antérieurement, ou simplement un personnage d'image pieuse ; leur attitude fixe, l'expression de la physionomie, un simple geste parfois permettent au malade de comprendre la signification et le but de l'apparition. La révélation peut aussi être rendue plus explicite par la vision de mots écrits, à l'exemple du Mané, Thecel, Pharès de Balthazar. Généralement, les phénomènes se combinent, le personnage apparaît tenant, par exemple, en mains des tables où se lit une inscription. Ici encore, l'hallucination visuelle principale s'accompagne d'autres hallucinations, accessoires toutefois. C'est ainsi que certains visionnaires croient entendre un accompagnement de musique séraphique, en même temps qu'ils perçoivent des odeurs d'encens et de myrrhe. C'est aussi au cours de leurs contemplations que les illuminés, ravis d'extase par l'apparition radieuse, s'imaginent être enlevés de terre et transportés par lévitation au sein de la divinité. C'est là un trouble de la sensibilité générale analogue à celui du transport au sabbat des démonopathes. On peut même observer, au cours de ces phénomènes extatiques, des troubles de la sphère génitale pouvant aller jusqu'à l'orgasme vénérien. Il n'est pas jusqu'à la sensibilité gustative qui ne puisse participer à ces désordres, comme ces mystiques qui croient savourer dans leur extase la manne céleste. Les auteurs religieux ont décrit ces goûts et odeurs mystiques qui accompagnent les visions et révélations de l'extase (1).

« On est frappé, dit Leuba, de la fréquence des apparitions lumineuses en lisant les mystiques. Très souvent la vision ne revêt aucune forme distincte, ce n'est qu'une lumière. Ruysbrœck, par exemple, se sert presque exclusivement des mots de lumière et de clarté, pour décrire l'apparition du Père. Et ces termes ne sont pas des symboles ou des métaphores, ce sont les noms propres de leurs sensations. Qu'on se souvienne aussi que saint Paul ne vit

(1) *Odeur spirituelle* — C'est lorsque Dieu fait sentir une odeur d'une suavité ineffable, soit que cette suavité soit infuse dans l'intérieur de l'âme, ou dans l'imagination, ou dans l'odorat du corps qui est pénétré de parfums et d'odeurs très agréables.

Goût spirituel. — Il consiste dans une très douce expérience que l'âme fait de la bonté divine ; le corps goûte aussi quelquefois des saveurs très douces.

Lettres spirituelles sur l'oraison.

qu'une lumière sur le chemin de Damas ; que Dieu n'apparut pas à Moïse, mais qu'il était dans le buisson ardent ; que les apôtres virent à la Pentecôte des langues de feu, etc.

« Les hallucinations auditives sont presque aussi fréquentes que les visuelles. Sainte Thérèse distingue deux sortes de voix intérieures, dont une seulement est de Dieu : « Quand c'est la seconde et la voix de la personne elle-même, le sujet se sent actif, il verra clairement qu'il n'écoute point, et les paroles qu'il forme ont je ne sais quoi de sourd. En les ramenant fréquemment, on réussit souvent à plonger le sujet dans un sommeil de plus en plus profond. Il faut généralement du temps pour faire prendre au système nerveux de nouvelles habitudes. Ce n'est qu'après neuf mois d'efforts sous la direction de son abécédaire que sainte Thérèse fut élevée à l'*oraison de quiétude* — un des degrés inférieurs : « Je ne sais même si c'est le temps d'un *Ave Maria*, nous dit-elle. L'oraison devint de plus en plus fréquente sans s'approfondir cependant tout de suite. » Elle remarque qu'un grand nombre d'âmes arrivent à cet état, et que bien peu vont plus loin. Quant à elle, elle s'élève successivement jusqu'au ravissement. Elle en prend si bien l'habitude qu'elle n'a pas besoin d'être isolée pour y entrer.

« Les visions n'apparaissent qu'un an après la première oraison. Elles sont aussi sujettes au développement. En 1559, elle eut pour la première fois la sensation de Notre-Seigneur. Elle ne le vit ni des yeux du corps, ni de ceux de l'âme, elle le *sentit* seulement. Cette présence reparut plusieurs fois pendant les jours suivants en se précisant. Au bout de quelque temps, elle le vit non pas tout entier, les mains tout d'abord seulement : « La beauté en était si ravissante que je n'ai point de terme pour la peindre... Peu « de jours après, je vis sa divine figure et je demeurai entièrement ravie... Le jour de la fête de saint Paul, pendant « la messe, Jésus-Christ daigna m'apparaître dans toute sa « très sainte humanité, tel qu'on le peint ressuscité. » Cette vision-là, elle ne la vit jamais que des yeux de l'âme. Elle aurait bien voulu remarquer la couleur et la grandeur des yeux du Fils de Dieu, pour pouvoir satisfaire la curiosité de ceux qui la questionnaient ; mais elle ne mérita jamais une telle grâce : « Tous mes efforts, dit-elle, n'ont servi « qu'à la faire entièrement disparaître ».

« Ce que la sainte voit surtout, ce ne sont pas les contours ou la couleur, mais la lumière. Elle la mentionne souvent ; elle dit, par exemple : « La seule beauté de la blan- « cheur d'une de ses mains surpasse infiniment tout ce que « nous saurions nous figurer » ; à propos d'une colombe : « ses ailes semblaient formées d'écailles de nacre qui je- « taient une vive splendeur ». Parfois, c'est du feu qui lui apparaît.

2º *période* (Théomanie). — Au début, les hallucinations effrayantes de l'obsession démoniaque prédominent ; mais avec le temps les hallucinations consolantes antagonistes se multiplient jusqu'à ce qu'elles l'emportent et que les extases réitérées pour ainsi dire à volonté donnent au malade la conviction qu'il est en communication suivie avec sa divinité tutélaire, avec son Sauveur. C'est alors qu'apparaissent généralement les phénomènes psycho-moteurs secondaires, constituant une sorte de possession théomaniaque dont nous allons étudier les caractères. Ces phénomènes psycho-moteurs diffèrent donc essentiellement par leur mode d'apparition des phénomènes analogues primitifs des mélancolies religieuses. Ils sont consécutifs aux phénomènes psycho-sensoriels et on peut leur appliquer la théorie de M. Paul Garnier : l'hallucination (psycho-motrice dans l'espèce) surgit alors en vertu d'une sollicitation provoquée par le travail syllogistique sous-jacent, ayant progressivement préparé le malade à une interprétation vers laquelle tout son être moral est tendu.

Cette mégalomanie diffère également de la pseudo-mégalomanie des mélancoliques chroniques parvenus à la phase que Cotard a désignée sous le nom de délire d'énormités pour la distinguer du vrai délire des grandeurs. Les pseudo-mégalomanes ne sont pas seulement infinis dans le temps, mais aussi dans l'espace ; ils n'étaient rien, ils en arrivent à être tout, Dieu et le diable en même temps ; mais loin que cette énormité soit une compensation au délire mélancolique elle en marque au contraire le degré le plus excessif... et reste toujours empreinte de sa teinte caractéristique. La couleur du délire et l'histoire de l'affection rendent donc la confusion presque impossible. Enfin, la théomanie qui nous occupe diffère aussi de la mégalomanie de certaines formes mixtes modernes, où le malade arrive à se croire Dieu, mais par une série de déductions délirantes sans phénomènes psychomoteurs sous-jacents. Il y a entre ces deux sortes de théomanes une différence analogue à celle qui sépare le religieux croyant du métaphysicien déiste (1).

On le voit donc, le moi, en se dédoublant tardivement ici, laisse l'individualité première non amoindrie, au contraire, la personnalité surajoutée ne survenant que tard, se greffe sur une mentalité antérieurement exagérée par un long éréthisme sensoriel ; enfin, au lieu d'être en opposition les deux éléments réalisent des tendances convergentes. Ce dédoublement est donc la conséquence de l'hypertrophie du moi, au lieu d'être la cause de sa désagrégation. Aussi, les phénomènes psycho-moteurs se mettent-ils d'accord avec les troubles sensoriels prédominants en dernier *lieu* (visions consolantes) et la couleur nouvelle des idées délirantes (théomanie).

(1) Un malade que nous avons observé (voir *Traité des maladies mentales*, P. Ball, éd., 1891) offre un exemple très net de ce genre de théomanie. Il n'est d'ailleurs pas passé par la phase de démonopathie qui est pour ainsi dire de règle dans les délires religieux vrais. Ce n'est que parvenu à la mégalomanie, lorsqu'il a ajouté à ses titres celui de « Dieu tout-puissant de l'univers infini », qu'il a décoré son ancien persécuteur du nom de démon, c'est une sorte de démonopathie rétrospective. Signalons comme trait d'union entre ce cas et ceux qui nous occupent l'altération du langage parlé et de l'écriture avec conservation parallèle du langage normal. (Voir Marie. *Etude sur quelques symptômes de délires systématisés*, obs. I.)

Tantôt ces malades conservent la notion de leur unité psychique et se croient les intermédiaires entre la divinité et le genre humain ; ce sont les papes, les messagers de Dieu, ses représentants, ses secrétaires, il leur dicte ses volontés (hallucinations de l'ouïe et motrices combinées) et ils les répètent. Tantôt ils sont directement *inspirés* et croient à une sorte d'incarnation en eux, de possession divine, comme on l'a dit (hallucinations motrices seules). Dans l'un et l'autre cas, il s'établit une sorte de dialogue entre le patient, représenté par son lobe frontal, et le mystérieux interlocuteur cantonné dans le cerveau moteur.

Le premier pose des questions auxquelles le second, consulté, répond automatiquement. Un dynamisme psychomoteur est réalisé, conscient, mais involontaire chez les uns, inconscient et involontaire chez les autres (inspirés).

Les Jansénistes théomanes entendaient dicter les termes de leurs discours, soit *intérieurement*, soit *au dehors de l'oreille*. Montgeron a montré qu'ils n'étaient pas tous contraints de répéter tout haut ce qu'ils s'entendaient dire par l'esprit qui leur adressait la parole. Ceux qui, en improvisant, croyaient obéir tout simplement à l'impulsion du souffle divin, méconnaissant jusqu'à leurs propres idées, différaient à peine de ceux qui s'imaginaient parler sous la dictée d'autrui. C'étaient les mêmes idées à eux, méconnues par eux et perçues par eux, que débitaient, tout haut, ces improvisateurs hallucinés. Le même malade peut, d'ailleurs, passer de l'un à l'autre de ces états, parlant automatiquement, tantôt à son insu, tantôt consciemment.

« Il leur arrive quelquefois, dit Montgeron, que dans la durée du même discours, les théomanes éprouvent successivement trois différentes manières d'être conduits dans ce qu'ils doivent dire. Ils commencent, par exemple, un discours dans la seule vue de faire part, aux personnes présentes, des idées qui viennent de les saisir d'une manière qu'ils sentent être surnaturelle ; mais après avoir exprimé pendant quelques moments ces idées le mieux qu'ils ont pu, en cherchant les termes dans leur esprit, tout à coup, *les expressions leur sont dictées intérieurement*, pendant quelque temps ; après quoi ils s'étonnent de sentir que leur bouche parle sans consulter leur volonté, ni leur intelligence, ce qui ne dure ordinairement qu'un temps assez court ; ensuite de quoi ils sont encore quelquefois rendus à eux-mêmes, pour exprimer le surplus des pensées qui leur ont été données.

« Le dynamisme, dit Cotard, est d'abord limité aux sphères de l'automatisme ; alors les éléments liés aux images sensibles ou abstraites réalisent pour le malade les êtres, les personnalités ayant une vie propre dans son cerveau comme son moi, mais en dehors de lui. Plus tard le dynamisme gagne la sphère du moi lui-même, c'est alors que se produit la mégalomanie. L'hyperkinésie *automatique* était extériorisée, l'hyperkinésie devenant *volitionnelle*, fait que le *moi* s'attribue la toute puissance. Souvent, d'ailleurs, il y a confusion entre le *moi* et le *non moi*.

« Les inspirés, les mystiques, les prophètes, les messies, en communication directe avec Dieu, par la convergence de la volition et de l'automatisme. en arrivent très ordinairement à se croire eux-mêmes Dieu (1) ».

La nature exacte de tous ces phénomènes est loin d'être facile à expliquer. La confusion est fréquente avec les hallucinations auditives, car les malades désignent ces phénomènes d'articulation mentale sous le nom de *voix*, tout comme les hallucinations de l'ouïe. On peut parfois obtenir d'eux des explications suffisantes, leur faire spécifier qu'ils n'entendent pas les réponses à leurs questions, dans l'oreille, ou bien s'ils les entendent, qu'ils les sentent monter de l'épigastre, du ventre, ou du larynx, où ils localisent souvent la présence de l'être surnaturel. Dans ces cas, on peut parfois observer des mouvements faibles de la langue et des lèvres, qui lèvent tous les doutes.

Il semble à ces malades qu'on leur parle en pensée ; ils croient converser d'âme à âme, avec des interlocuteurs invisibles, ils n'entendent que des voix secrètes, intérieures, qui ne font pas de bruit, il y a dans leur esprit comme deux sortes de pensées, les unes qu'ils savent leur appartenir, les autres, au contraire, qu'ils attribuent à d'autres. Si on observe à leur insu ces malades, au milieu de leurs monolo-

(1) Cotard. *Origine psycho-motrice du délire*. Congrès de 1886 (6 août).

gues. on remarque qu'ils remuent souvent les lèvres en ayant l'air d'écouter et qu'ils répondent ensuite ; ils font ainsi les demandes et les réponses, mais les unes sont prononcées à haute voix et les autres murmurées à voix basse.

« Il arrive parfois que les choses vont plus loin et que les demandes et les réponses, comme cela a lieu quelquefois dans les rêves, sont faites assez haut pour que l'on puisse entendre les unes et les autres. J'ai remarqué que dans des cas de ce genre, les aliénés affectent deux voix différentes : l'une est la voix ordinaire, l'autre une sorte de voix gutturale qui rend très difficiles à entendre les mots prononcés de cette façon. Cette seconde voix devient d'autant plus sonore et plus claire que le malade est plus surexcité.

Inversement le phénomène peut être assez atténué pour qu'il ne soit pas saisi par l'observateur. ni même par le malade qui, inconscient de ses propres mouvements imperceptibles d'articulation. parle alors de sa voix *épigastrique* ou *pharyngienne*.

Janet, après avoir remarqué que chez ces sortes de malades il y a comme deux personnalités, dit que celles-ci vivent d'ordinaire en assez bon accord et ne se persécutent pas réciproquement (à la différence de ce qui se passe chez les mélancoliques). Les malades sont même assez fiers de ce détraquement et se plaisent à consulter sur toutes les circonstances de la vie la petite affaire qu'ils croient avoir au cœur et à l'estomac et qui leur donne de bons conseils (Deluze)... Ils ont des colloques amicaux avec une surintelligence qui parle par leur propre bouche (Bertrand). Une malade du docteur Despine ne fait rien sans consulter intérieurement un bon génie auquel elle se sent forcée d'obéir. Une malade de Charpignon ne peut répondre sans dire : « Je vais consulter l'autre... c'est l'ange chargé de m'éclairer et de me garder, etc. »

Mais, comme ledit encore Baillarger, quand nous prononçons mentalement des paroles, ce n'est pas à l'intérieur du crâne, mais bien au pharynx, qu'elles semblent être prononcées. Nous faisons alors involontairement une sorte d'effort comme celui qui a lieu lorsqu'on parle à haute voix. Si l'effort est plus grand, ce n'est plus du pharynx, mais de la poitrine et même du ventre que les paroles paraissent sortir. Il y a dans ce cas comme un commencement de ventriloquie sans émission de son ou avec un son si faible qu'il n'est perçu que par le malade.

« Si on admet que l'halluciné prononce réellement des paroles la bouche fermée comme le font les ventriloques ; enfin, si on se rappelle que le malade a perdu la conscience que tout cela vient de lui, peut-être concevra-t-on jusqu'à un certain point ce phénomène en apparence si étrange de voix *épigastriques* ».

On peut rapprocher de ce qui précède les lignes suivantes de Calmeil (1) : « L'individu (le théomane) entend souvent l'esprit de Dieu parler dans sa poitrine et il improvise avec

(1) Calmeil, t. I, p. 83, lig. 10.

plus ou moins de chaleur. Quelquefois l'improvisation a lieu dans une langue que personne n'a le don d'entendre... Tous ces accidents semblent confirmer de plus en plus aux yeux des théomanes leur don de prophétie, l'importance de leur mission ou de la grâce dont ils sont devenus possesseurs. »

« L'illuminé, dit également Moreau (de Tours), se sent identifié à la Divinité et il le dit. Mais ce n'est pas une prétention de sa part, ce n'est même pas l'énoncé d'une opinion intime, d'une conviction : c'est, tout simplement, l'affirmation d'un fait intérieur, la révélation de ce qui se passe au fond de sa conscience. A ce fait intérieur, se rattachent toutes ses pensées, toutes ses opinions, comme à un guide qui ne saurait l'induire en erreur, puisque ce guide est Dieu luimème (1). »

Chez ces malades, la pensée se confond tellement avec celle d'autrui, qu'elle semble ne plus leur appartenir ; ce qu'ils pensent, comme ce qu'ils écrivent, leurs paroles, leurs actions, même, ils rapportent tout à l'être dont ils subissent l'influence et qui s'est identifié à eux. Un malade de J. Moreau (de Tours) (2) parlait tout haut et prétendait ensuite que c'était une voix qu'il entendait. Si on lui tenait les lèvres fermées. il « entendait encore la voix, et on sentait très distinctement les lèvres remuer sous les doigts. « On influence

(1) Moreau de Tours. *Psych. morbide*, p. 237.

(2) J. Moreau de Tours. *Du Hachisch et de l'aliénation mentale*. Paris, 1845,p. 354.

ma pensée, dit un autre malade du même auteur, on me fait parler malgré moi. »

« L'explication de ces phénomènes de l'illuminisme, se trouve, écrit M. Caro, *dans une théorie complète du sommeil et du rêve.* Tous les systèmes mystiques ne sont-ils pas, plus ou moins, *des songes éveillés ?* Le mysticisme n'est-il pas le rêve éternel de l'orgueil, ou de l'amour qui aspirent à faire de l'homme un Dieu (1). Esquirol avait dit de même : « Le malade rêve tout éveillé, il donne un corps aux produits de son entendement (2). »

Dès la période intermédiaire où les deux courants délirants contraires se contre-balancent en quelque sorte, les troubles psycho-moteurs peuvent apparaître. On peut alors observer la coexistence ou l'alternative, la possession complète par le démon, puis par le bon esprit, les idées de grandeurs naissantes alternant avec les idées de persécution primitives.

Schüle a signalé des cas de ce genre (p. 153). Nous rappellerons à ce sujet une observation de M. le docteurs Baraton, citée par MM. Séglas et Besançon (p. 25). La malade sent en elle deux esprits. Un bon qui lui veut du bien, un mauvais qui lui veut du mal..... leurs voix parlent dans sa tête..... elle se rend bien compte que ce n'est pas quelqu'un qui lui parle à l'oreille. Ces deux esprits contraires qui la possèdent tour à tour la font agir malgré elle..... Quand elle est en possession

(1) J. Moreau de Tours. *Psych. morbide*, p. 228, 239.

(2) Esquirol. *Loc. cit.*, p. 192.

du mauvais esprit, elle pleure, se récrie, résiste, mais malgré elle est forcée d'agir suivant la volonté de l'esprit. Un obsédé cité par J. Bodin (1) était aussi hanté par des esprits qui dirigeaient toutes ses actions. Tantôt, il sentait un contact à son oreille dextre, « alors il faisait le mal, » « au contraire, se sentait-il conduit par « l'oreille sénestre », il faisait le bien.

Le diagnostic de ces cas avec les formes périodiquement alternantes des psychoses non progressives est très difficile. M. Ritti (2) rapporte des exemples de la dernière catégorie. — Une de ces observations empruntée à Morel en imposerait facilement à première vue, pour un délire religieux à systématisation primitive et progressive. Le diagnostic n'est pas moins délicat entre la forme qui nous occupe et les cas de vésanies combinées tels que ceux rapportés par M. Séglas (3).

Nous ajouterons à ce qui précède le résumé de quelques faits cliniques, nous le ferons suivre d'observations empruntées aux auteurs et de citations des anciens historiographes.

« C'est chez les monomanes religieux, dit Baillarger, qu'il faut chercher les hallucinations de la vue les plus compliquées. Chez eux l'imagination déploie, pour ainsi dire, toutes ses richesees et enfante les plus merveilleux tableaux.

(1) J. Bodin. *Démonomanie des sorciers*, l. I, ch. II.

(2) M. Ritti. *Traité de la folie à double forme*, 1883, obs. XVII, XIX, XXX, XXXI.

(3) Séglas. *An. Méd. Psych.*, janv. 1888, et Dericq, th. Paris, *De la coexistence de plusieurs delires*, obs. XIII, 1886,

« Une femme de la Salpêtrière voit tout à coup descendre du ciel un vaisseau lumineux, où Dieu lui apparaît entouré de toute la cour céleste.

« Un autre monomane religieux, qui a déjà eu plusieurs accès pour lesquels il a été conduit à Bicêtre, éprouve pendant sa maladie les visions les plus compliquées, il voit les générations futures passer successivement sous ses yeux et se dérouler devant lui, les plus magnifiques tableaux. » (*Histoire d'un fou guéri deux fois par les médecins et une fois sans eux.*)

Un malade de Lélut entendait depuis longtemps des paroles très distinctes à l'épigastre, paroles très différentes « de celles que l'on perçoit par l'oreille, et bien faciles à distinguer de ces dernières ». Ce malade entendit ainsi, une nuit, la voix de Dieu partant d'un disque de lumière. La vision dura trois quarts d'heure. (Lélut. *Démon de Socrate*, p. 280. — Baillarger, p. 387.)

Un malade, dont nous avons rapporté l'histoire au Congrès de Nancy, est un délirant systématique mystique halluciné de l'ouïe à la suite d'un coup de revolver à la tempe, tentative de suicide commise pendant la période d'inquiétude.

Il entend un ennemi différent logé dans chacune de ses oreilles, mais il perçoit alternativement chacun d'eux des deux oreilles à la fois.

Parvenu à la deuxième phase de son évolution, il contemple des visions consolantes divines ; elles sont rapides, peu fréquentes et toujours les mêmes, Dieu, la Vierge, radieuses, immobiles et muettes, en un mot totalement différentes des visions de l'alcoolique, et, en quelque sorte, exclusives des hallucinations auditives avec lesquelles elles alternent.

Jamais les visions n'articulent un mot et il ne peut voir les ennemis qui parlent. Il semble y avoir irradiation et alternance entre les deux éréthismes visuel et auditif, le premier tendant à se substituer au deuxième à mesure que les idées théomaniaques d'inspiration divine se confirment (mégalomanie).

Désormais Dieu l'*inspire* sans lui parler, et il écrit des avertissements à différents personnages, les avisant de catastrophes imminentes si on ne l'écoute pas. Ces écrits sont émaillés de signes hébraïques (le malade est israélite).

Dans la plupart des observations qui suivent on peut remarquer un dédoublement tardif de la personnalité plus ou moins net. Le malade peut même se croire triple comme le prêtre d'Esquirol qui se figurait être en trois personnes conformément au mystère de la Sainte-Trinité, et voulait qu'on lui servît trois couverts, trois plats, trois serviettes.

Anna R..., une de nos malades, aliénée depuis 1879, a présenté une première période caractérisée par des idées de persécution à teinte mystique ; elle réagissait par des pratiques de religion outrées restant à genoux des heures entières (hallucinations psychosensorielles seulement à cette époque), plus tard sont apparues des idées hypocondriaques ; tous ses organes étaient malades, le cœur ne battait plus, elle avait des tumeurs dans la poitrine, etc. ; enfin, elle s'est plainte d'être possédée par un être surnaturel qu'elle appelait Ispéritisme. On le voit, ce délire offre beaucoup d'analogie avec celui des mélancoliques chroniques ; c'est ainsi qu'on lui a coupé la tête deux fois, elle a eu le cœur percé d'un poignard, à l'exemple de certaines images de piété représentant la Vierge affligée ; mais, signe caractéristique, elle a su résister à tous ces maléfices et les réparer ; bientôt sont survenues les hallucinations visuelles, consolantes, elle a vu la la Vierge resplendissante apparaître et la ranimer.

Une divinité tutélaire est descendue en elle, elle l'entend, elle la sent respirer dans sa poitrine ; grâce à ses inspirations, elle a maintenant le don des langues et fait des incantations bizarres sur tout ce qui l'entoure. Elle croit ainsi créer le monde à nouveau ; son langage, lorsqu'elle parle, sous l'influence de l'inspiration, n'est qu'un assemblage bizarre de syllabes à consonnances burlesques et sonores.

Comme l'a dit Calmeil (*loc. cit.*, p. 83 et 298), on observe en effet souvent la combinaison du langage automatique avec l'altération des mots constituant un idiome spécial, tissu de néologismes incompréhensibles. Non seulement l'articulation des paroles prononcées sous l'inspiration divine a lieu sur un ton différent de la voix ordinaire (Baillarger, hallucinés à deux voix), mais encore les mots ainsi prononcés sont altérés dans leur composition. Des modifications analogues de l'écriture peuvent s'observer chez ceux qui croient écrire sous la dictée de Dieu et sentent leur main dirigée par lui (hallucinations motrices graphiques).

Ces troubles de la motilité graphique ou d'articulation n'excluent pas la conservation parallèle du langage et de l'écriture normaux ; il semble que deux individus coexistent dans le même, avec leur langage distinct, correspondant, l'un à la personnalité initiale normale, l'autre à la divinité inspiratrice.

Un ancien prêtre, du service de M. Séglas, a d'abord entendu sa pensée, toutes ses facultés saisies par une puissance extérieure mystérieuse ; on le contrôlait, on le passait au filtre, il était comme un cristal transparent, ne s'appartenant plus, n'ayant plus un mouvement de libre (dédoublement objectif), hallucinations de la vue, visions de lettres grecques lumineuses, apparition de saint Michel, etc.

Puis il a senti des « voix articulées, voix internes, basses, pénétrantes », qu'il articulait involontairement ; c'est ainsi qu on lui fait dire parfois le contraire de ce qu'il allait dire, « un scrupule extériorisé me modifie la finale » (dédoublement subjectif tardif), ce sont des voix labiales ; elles se combinent d'une façon très complexe aux voix perçues par l'oreille, en une sorte de combat, où le malade distingue de bons et de mauvais esprits en lutte. — « C'est saint Michel et le dragon, » le premier tend à avoir le dessus et le malade se demande si grâce au puissant saint qui le hante, il ne va pas avoir bientôt des faveurs surnaturelles en compensation des épreuves subies. Il travaille d'ailleurs à refondre la reli gion; des néologismes (langue mystérieuse des esprits) émaillent son récit.

Un médecin dont le délire remonte à plus de dix années, se croit le messager de Dieu, il s'intitule Edouard, le balayeur du Christ (1). Après une longue période d'incubation et de persécution il eut une vision révélatrice typique. Il voyait, dit-il, le fleuve de la grâce couler à ses pieds et les Pharisiens s'y jeter en foule ; dominant la scène, un personnage immobile, vêtu en capucin, un balai et une lanterne à la main. Depuis, il travaille à consolider le christianisme, et rédige, sous l'inspiration de Dieu, de volumineux manuscrits, « il a tout compris sans rien entendre ».

Berbiguier (2) avait été longtemps poursuivi par des diablotins et farfadets qui lui dérangeaient parfois le cerveau pour l'empêcher d'écrire ses souffrances (inhibition motrice graphique) ; il commença à éprouver quelques consolations au milieu de ses misères à partir du jour où Jésus-Christ lui apparut en une vision éclatante et caractéristique.

Un malade de M. le professeur Ball (3) est en communication avec Dieu dont il est grand chancelier. Dieu lui a appris que c'était bien sa voix qui s'adressait aux hommes par son intermédiaire. Hallucinations de la vue ; apparitions célestes. — Enfant Jésus dans les fleurs. — Dieu lui dicte ses pro-

(1) Dr Doret. *Th.* Paris, 1890, obs. IV, p. 26.
(2) Berbiguier. *Les farfadets*, 1821.
(3) Ball. *Loc. cit.*, éd. 1883, p. 463.

phéties à l'oreille gauche. — Altérations élémentaires de l'écriture.

Un vieux théomane visionnaire récite constamment à demi-voix et dans une langue de son invention, une prière qu'une voix partant de sa poitrine récite avant lui (1). C'est un type de théomane à double voix avec langages différents correspondants. Durant vingt-cinq années il employa les mêmes néologismes stéréotypés, dont il donnait à volonté la traduction invariable en langue ordinaire.

Un illuminé de Cazauwieih (2), après une longue période de dépression profonde, avec idées de suicide, se sent enfin inspiré par une « voix intérieure que la chair et le sang ne comprennent pas ». Il a senti cette voix céleste, mille et mille fois en quinze ans. Depuis, tout ce qu'il fait c'est Dieu qui lui ordonne de le faire. Par ces inspirations il prophétise la fin du monde, au nom de Dieu qui lui en a, dit-il, donné mission. Ce malade avait persuadé à ses sœurs de se retirer avec lui au désert, c'est-à-dire en forêt, où ils vivraient presque nus, à la façon de Jésus et Jean avant le baptême. Là, il improvisait des sermons incohérents, selon toute apparence, où, cependant, ses compagnes saisissaient des prophéties.

Une malade de M. Magnan (3) est travaillée par la diable-

(1) Calmeil. *Loc. cit.*, t. II, p. 359.

(2) Cazauvielh. *Du suicide et de l'aliénation mental dans les campagnes*, p. 166.

(3) Magnan. *Leçons cliniques*, p. 269.

rie, en même temps que par les francs-maçons ; elle sent l'inquisition en elle... elle est accaparée par la magie et subit la guerre des invisibles. On a frappé sa pensée, on la force à parler (impulsions psycho-motrices verbales). En même temps les chambards lui retiennent le cœur et la travaillent au dedans pour la saligoter ; les rongeurs, les vampires la dévorent intérieurement..... on lui prend son sang, etc. Malgré tout cela, elle a triomphé. — « On lui a crié en dedans qu'elle était la petite fille de Louis-Philippe, qu'elle allait épouser Sigismond d'Aprenim, etc., enfin, l'impératrice Eugénie s'est introduite dans son corps où elle vit à sa mode, etc. » On retrouve ici la plupart des phénomènes signalés précédemment, automatisme verbal, hallucinations cénesthétiques simulant celles des mélancolies chroniques, possession par des esprits malveillants ou consolateurs.

Une autre malade de M. Magnan, rapportée sous le titre délire chronique à systématisation religieuse ambitieuse, est citée par M. Dupain (1) dans sa thèse, page 102. Elle a vu l'Enfant Jésus, elle pourrait le dessiner ; en même temps que cette vision elle perçoit une voix qui lui dit de sauver l'Eglise, la France, etc. Elle a bien entendu cette voix par les oreilles, mais elle résonnait dans sa poitrine et elle la répétait... D'autres fois elle dit que ce sont des voix intérieures, des inspirations.

Une malade de Briand (2) (citée par le même auteur au

(1) Dupain. *Th.*, Paris, p. 102.
(2) Dupain. *Loc. cit.*, p. 104 et 105.

chapitre délire chronique à évolution systématique) offre avec la précédente la plus grande analogie. Elle a vu Dieu, les Anges, la Vierge, qui sont venus la voir, au milieu d'une pluie d'or et d'argent. Ces visions lui font comprendre ce qu'on veut lui dire sans lui parler.

Chez une autre malade, le diable s'est installé et a pris possession de sa bouche pour injurier les braves gens, et complimenter les mauvais ; elle prononce effectivement ainsi des insultes et d'autres paroles ; — mais les images de la Vierge et du Christ ont mis le diable en fuite. — Dès lors c'est sous l'inspiration de Dieu et de la Vierge qu'elle agit, elle répète le crucifiement sur elle-même, et la Vierge apparaît en blanc avec l'Enfant Jésus, puis le Christ en croix, etc. Depuis elle a « mission de vertu » et va chasser le diable de la terre (1).

Deux autres malades de M. Legrain (2) ont présenté une phase initiale dépressive, au cours de laquelle l'un a même fait une tentative de suicide ; mais ensuite Dieu lui est apparu sous la forme créatrice. « Il ne le voit pas réellement, il n'entend pas sa voix, mais il se sent possédé et inspiré par lui ». « A Neufchâtel l'esprit de Dieu agissait sur moi, certes ce n'est pas moi qui agissais », il n'a jamais entendu la voix de Dieu, — c'est par la pensée qu'il se manifestait en lui.

(1) Dupain. Obs. VIII, p. 56.

(2) Legrain. *Débilité mentale, idées mystiques, délire religieux à évolution chronique*, etc., obs. XXXIII, p. 190 et suiv.

Le deuxième est aussi animé de l'esprit de Dieu dont il prétend avoir reçu une mission réformatrice.

On peut rapprocher des cas précédents celui cité par M. H. Dagonet. « Dieu est en moi, dit la malade, écoutez, *il parle par ma voix* : je suis dispensatrice de l'amour de Dieu, de son serment et de sa miséricorde, etc... »

Un caractère commun à la plupart de ces faits consiste dans leur ressemblance au début, avec des délires hypocondriaques vrais ou mélancoliques chroniques ; on observe assez fréquemment des tentatives de suicide ou de mutilation, réactions rares dans le délire de persécution ordinaire, sans idées mystiques. Les caractères différentiels peuvent, cependant, être atténués par la combinaison possible du délire mystique, avec le délire moderne de persécution, comme MM. Magnan et Sérieux l'ont signalé (p. 100).

Même les sujets qui n'emploient dans leur langage délirant aucune expression mystique reviennent généralement à une mentalité fétichique qui leur fait constituer souvent des talismans ou amulettes caractéristiques.

Les pratiques de ces délirants répondent exactement à celles des exorcistes (moyens de défense) ou des envoulteurs (moyens d'attaques) (1), sans en porter toujours le nom. Fréquentes sont les incantations parlées ou écrites, monologues ou formules pseudo-cabalistiques avec gestes plus ou moins bizarres en lesquels ces délirants ont la foi la

(1) *Journal de psychologie*, mars 1906. *L'Envoultement* (Marie et Viollet).

plus sincère et dont ils tirent d'ailleurs, comme tout croyant, un apaisement et une force certaine (euphorie). Les néologismes émaillant finalement le langage de ces chroniques reflètent leur symbolisme en synthétisant leur système délirant. Ce dernier se cristallise en quelque sorte dans son automatisme et sa répétition monotone. A travers ses apparences incohérentes, il est souvent possible de dégager encore de ce fatras les grandes lignes d'une chaîne de conceptions progressives fixées en quelque sorte dans leurs grands traits et immobilisées par le mécanisme de l'arrêt idéo-émotionnel sans plus de signification, parfois, pour le dément lui-même, qui en oublie la valeur mnémonique primitive. Néanmoins, si on a suivi le cas, on peut retrouver, en quelque sorte, enregistrées dans ces stéréotypies les stratifications délirantes éteintes, dont elles ne forment plus que la coque vide. Comme dans les couches géologiques, le savant peut relire les phases traversées par la planète, ou dans les altérations d'une langue, le linguiste retrouve l'écho de l'évolution historique de ceux qui la parlèrent, de même les stéréotypies de ces délirants, en apparence incohérentes, réflètent et conservent à leur façon fidèle, la trace de leur évolution systématique.

Les stéréotypies sont d'ailleurs des phénomènes d'évolution normale, comme la tendance au symbolisme et aux arrêts idéo-émotionnels. Nous avons vu avec Marcé que les régions protestantes donnent un plus grand nombre de psychoses systématisées, progressives, alors que les pays catholiques fournissent plus de mélancolies chroniques, historiquement aussi on a vu les théomanes coïncider avec la suite du mouvement social et religieux de la réforme. La diffusion des textes sacrés par l'imprimerie, ranimait la foi aux paroles révélées et en apportait le témoignage direct. Ainsi se rallumèrent des espoirs et des aspirations qui se traduisent aussi bien chez les normaux que chez les malades, par des générations de prophètes. Le même phénomène se produisit jadis en Israël, il s'est produit pour toutes les autres formes de religion sous toutes les latitudes, par exemple, dans l'Orient et l'Afrique, à l'occasion du passage du paganisme fétichiques aux monothéismes bouddhiques, islamiques ou autres.

La possession des textes coramiques et la foi en Mahomet transforma aussi les Arabes en une légion de prophètes. Les nègres convertis fournissent des délires théomaniaques et des inspirés d'Allah (1).

Les dissociations mystiques de la personnalité précèdent historiquement ses hypertrophies et les formes prophétiques intermédiaires de la psychose théomaniaque.

Dans le néo-mysticisme du fakirisme occidental, le spiri-

(1) A l'asile indigène du Caire, où je les ai pu étudier, Arabes et Soudanais, Persans, Syriens, fournissent à l'observation une prédominance marquée de délires exubérants à teinte mystique ; les quelques délires mélancoliques qu'on rencontre, sont fournis par les coptes chrétiens, les Européens de passage, et ces psychoses dépressives ne présentent que très exceptionnellement les caractères du mysticisme délirant, (et cela chez les femmes).

tisme offre une évolution analogue relativement aux aberrations mentales qui peuvent en être le reflet.

Le spiritisme délirant a ses incubes et succubes comme la démonomanie d'antan. Certains esprits pervers évoqués ont déconcerté plus d'un médium atterré. Cependant le spiritisme triomphant évoque de plus en plus facilement les génies disparus qui le consolent de ses premiers déboires ; Svedenborg revient de l'Au-delà les rassurer de ses propres doutes.

L'émotivité initiale s'objective dans l'anthropocentrie (panophobique, puis euphorique) du primitif ancien, comme des primitifs attardés actuels normaux (sauvages) ou pathologiques (débiles, déments). Tous présentent des caractères généraux dont on trouve les homologues dans la mentalité transitoire par où passe tout enfant.

Avec le temps et les acquisitions ancestrales, la personnalité humaine devient plus fortement constituée dans ses éléments intrinsèques et extrinsèques.

Ses scissions restent cependant possible par croyances mystiques intenses, en phobie d'abord (tentations, possessions), puis en euphorie (visions, révélations. inspirations).

La scission euphorique correspond à un moi hypertrophié dont la solidité s'accentue même dans l'altération.

La mégalomanie finale des mystiques théomanes correspond à un affaiblissement cérébral qui les rapproche des simples euphoriques fétichiques. Elle ne leur conserve pas moins leur personnalité relativement homogène, bien que transposée hors des limites de leur synthèse mentale initiale.

CHAPITRE XI

Démences à formes mystiques

Démences secondaires. Démences précoces de l'adolescence. Démences paralytiques de l'adulte. Démences séniles. D'une façon générale, les idées délirantes religieuses peuvent s'observer dans les états démentiels ; elles y peuvent être consécutives à la sénilité ou exister antérieurement. Les démences paralytiques et toxiques peuvent également s'en accompagner.

Lorsque la psychose religieuse systématisée se stéréotype, le malade, par suite de complication progressive de son délire arrivé à un état de pseudo-démence comme dit M. Christian (1), où la dissociation du système n'est qu'apparente. Le langage incompréhensible et les néologismes compliqués de ces malades, n'excluent pas la conservation parallèle du langage et de l'écriture normaux.

(1) Christian. *Archives de Neurologie.*

En face de réponses en apparence incohérentes, d'attitudes et de gestes bizarres, on devra se rappeler le vieux théomane de Calmeil, qui malgré de tels symptômes, put donner pendant vingt cinq années, une traduction invariable et compréhensible de son délire. Mais ce sont parfois là des confidences délicates à obtenir du malade qui s'isole de plus en plus dans son délire ; absorbé par son système, il en arrive à perdre les notions ordinaires de temps et de lieu.

Si on peut le replacer sur le terrain de son délire, on est parfois étonné de la persistance et de la précision des souvenirs et des conceptions stéréotypées. Il semble que ces dernières résistent plus que les éléments moins atteints de la mentalité.

Bien que cela paraisse une assertion paradoxale au premier abord. c'est cependant un fait d'observation qui pourrait peut-être trouver son explication dans la théorie générale de la régression.

Comme les autres délires chroniques, le délire des persécutions et le délire ambitieux de teinte religieuse peuvent aboutir à la démence, mais, quand cela se produit, ce n'est qu'au bout de longues années. Quelquefois même le sujet a toutes les apparences du dément, alors qu'il ne l'est pas en réalité ; ses réponses sont incohérentes, il a des attitudes et des gestes bizarres.

C'est chez ces déments mystiques que l'on observe la double voix ou hallucinations psychomotrices alternant avec la voix naturelle en un dialogue qui rend l'examen du malade d'autant plus épineux.

Une démente à délire mystique ancien, citée par M. Hamel, est persécutée par les diables « boulous » qui lui introduisent toutes sortes d'objets dans le corps par les voies génitales ; interrogée elle répond tantôt de sa voix naturelle tantôt d'une autre voix qu'elle attribue à des personnes étrangères, entre autres à son fils qui réclame sa sortie par sa propre bouche.

Le malade, de plus en plus isolé dans son délire, en arrive à perdre progressivement les notions de temps et de lieu, et, cependant, si l'on parvient à le replacer sur le terrain de son délire, ce qui est parfois délicat, on est étonné de la persistance et de la précision des souvenirs et des conceptions stéréotypées. Il semble que ces dernières résistent plus que les éléments moins atteints de la mentalité. Nous avons déjà parlé d'un vieux théomane cité par Calmeil (1) qui put pendant vingt cinq années traduire constamment de la même façon les expressions très singulières dont il faisait usage. Souvent chez des individus arrivés aux extrêmes limites de la vieillesse on retrouve les psychoses systématisées avec les mêmes caractères qu'à l'âge adulte. Néanmoins à la longue, l'action de l'âge aidant, il peut arriver un moment où les idées délirantes finissent par se dissocier et, comme le dit Schüle (2) : « Le saint, le pro-

(1) Calmeil. *De la folie*, t. II. p. 359.
(2) Schüle. *Traité des maladies mentales*, p. 155.

phète, avec tous leurs glorieux attributs, s'acheminent vers la démence progressive et définitive. »

Cette démence consécutive à la psychose systématisée peut, cela est tout naturel, se compliquer de lésions cérébrales (hémorragie, ramollissement, etc.). Une remarque intéressante à ce sujet. A s'en rapporter à certains faits il semblerait que dans le cas où il y a prédominance des phénomènes hallucinatoires d'un côté, c'est dans le côté correspondant que se développent plus tard les lésions en foyer. L'éréthisme plus marqué dans un hémisphère aboutirait ainsi à des ruptures vasculaires dans ce même hémisphère.

On le voit, la phase terminale des délires religieux systématisés, peut affecter des formes démentielles variées ; c'est tantôt une démence apparente seulement, une pseudo-démence, suivant l'expression de M. Christian (1) tantôt une démence vraie avec ou sans lésion en foyer, la lésion pouvant ou non être en rapport avec l'état pathologique antérieur.

A côté du délire de persécution moderne il y a des persécutés mystiques (délires chroniques du moyen âge Magnan) : Obsédés par le démon au début, ils offrent des caractères distinctifs d'avec les possédés vrais (démonomanie externe de Macario et Dagonet). Chez ces malades, la personnalité, loin de s'éteidre, s'exagère. Leurs hallucinations sont carac-

(1) Christian. *Archives de Neurologie*, 1892.

térisées par leur prédominance dans la sphère visuelle à la deuxième période et parfois dès la première. On observe là un double courant délirant antagoniste (visions terrifiantes puis consolantes). Les dernières semblent parfois être l'origine des idées de grandeur (théomanie); la mégalomanie des théomanes paraît avoir pour caractéristique la constance des visions radieuses caractérisées par leur fixité et leur immobilité muette, en ce sens que les personnages vus ne prononcent pas des paroles perceptibles à l'oreille ; en revanche ils s'expriment souvent par le moyen d'articulations verbales inspirées aux malades, ou par des mouvements graphiques automatiques (possession théomaniaque) ; ces hallucinations motrices finissent par être inconscientes, le malade se confond finalement avec la divinité inspiratrice qui prophétise par sa bouche.

Les mélancoliques chroniques possédés sont également susceptibles de tomber dans la démence, ici d'ailleurs comme chez les malades précédents l'action de l'âge vient s'ajouter à la déchéance intellectuelle due à l'évolution même de la psychose : tout tend alors à s'effacer dans leur mentalité. Ils sont bien alors les automates qu'ils disaient être ; ils sont devenus une machine qu'on habille chaque matin et qui vit mécaniquement ; pour eux non seulement il n'y a plus de présent (négation) mais le passé lui-même s'est évanoui (amnésie) le diable a disparu. Telle cette mélancolique dont parle M. J. Dagonet (1) qui ne se souvenait pas qu'elle existait la veille.

Les lésions en foyer peuvent à leur tour survenir et entraîner la mort plus ou moins rapide.

M. Mairet (2) décrit sous le nom de démence mélancolique une maladie caractérisée au point de vue anatomique par une périencéphalite localisée et au point de vue clinique par un délire mélancolique et de l'affaiblissement radical de l'intelligence, délire et affaiblissement indépendants l'un de l'autre. Or deux fois dans les différentes observations qu'il a recueillies, M. Mairet a constaté l'existence d'un délire religieux. Une fois, ce délire était évidemment secondaire et s'accompagnait d'excitation génésique, avec laquelle il paraissait avoir des relations assez intimes. Dans le second cas, les idées religieuses faisaient davantage corps avec le délire : on les retrouvait dès le début de celui-ci, et, en suivant le développement de la folie, on pouvait les rattacher à un rappel de dispositions d'esprit antérieures du malade.

Il arrive que les premières phases d'un délire systématisé affectent la forme d'un délire moderne de persécution et que l'apparition des conceptions mystiques marque le début de la troisième période, alors que commence l'affaiblissement démentiel. C'est là une forme particulière de cas mixtes

(1) J. Dagonet. *Bulletin de la société de médecine mentale de Belgique*, Gand 1891.

(2) Mairet. *De la démence mélancolique*, p. 125.

intermédiaires où le caractère mystique coïncide avec l'état de regression mentale plus accentuée.

Ces faits confirment, sur le terrain des délires mystiques, la loi de regression que les démences simples et l'affaiblissement sénile permettent d'observer couramment.

Des intelligences supérieures comme celles de Newton (1), de Descartes (2), de Pascal (3), de Comte (4) lui-même, ont illustré cette loi psychologique.

La décadence sénile correspond à l'altération cérébrale qui ramène à l'état d'*enfance*, elle reproduit donc en sens inverse la marche ascendante et l'on voit ces déments rétrograder de la mentalité normale à une mentalité mystique, mono ou polythéiste, ou fétichique plus ou moins délirante.

Les psychoses de teinte religieuse comme toutes les vésanies peuvent aboutir à la démence ; d'un autre côté chez les déments séniles ou apoplectiques il n'est pas rare de voir se développer des idées délirantes religieuses qui n'existaient pas auparavant, il y a donc lieu de distinguer les idées délirantes antérieures à la démence et les idées délirantes développées sur le terrain démentiel.

Démences organiques. — Chez le vieillard les préoccupations religieuses sont fréquentes ; le souci du salut, les craintes de la mort amènent une recrudescence des manifes-

(1) Biot. *La Folie de Newton.*
(2) Sémerie, p. 66, obs. XIV.
(3) *L'Amulette de Pascal.* Lelut, 1846.
(4) Comte. *Philosophie positive.* v. VI et *Politique*, p. 75.

tations extérieures de la dévotion, ou même donnent naissance à des sentiments pieux qui n'avaient jamais existé jusque là. Cette religiosité tardive se développe souvent chez des gens où elle constitue un contraste complet avec leurs habitudes antérieures. On l'a dit il y a longtemps « quand le diable devient vieux il se fait ermite ». Mais dans ces cas il ne s'agit pas d'idées délirantes à proprement parler.

Par contre il peut se développer chez des individus arrivés au dernier âge de la vie et certes jusque là indemnes de tout trouble psychique de véritables psychoses (psychoses de la vieillesse (1). Celles-ci peuvent comme les psychoses de l'adulte prendre la teinte religieuse.

Dans ces cas il s'agit de vieillards et non de déments séniles ce qui n'est pas la même chose.

Paralysie générale. — Chez les déments paralytiques un des caractères du délire paraît fourni dit Cotard « par la prépondérance des idées de force, de capacité, de calcul, de puissance. Le malade ne doute ni n'hésite, tout lui est facile, jamais il ne se décourage, jamais l'idée d'un échec ou d'un insuccès ne se présente à son esprit. Un paralytique convaincu qu'il est capable de voler comme un oiseau. se jette par la fenêtre ; l'absurde ne l'arrête pas, il est tout puissant.

(1) Ritti. *Des psychoses de la vieillesse.*

« Il semble que ce délire soit développé sur un état maladif des centres moteurs ou volitionnels. Le malade est d'une activité exubérante, il est toujours en mouvement, parle sans cesse, ne connaît ni le repos ni la fatigue, il y a là une maladie de la volonté aussi bien que dans l'aboulie : c'est, qu'on me passe l'expression. une *hyperboulie.* »

Ce caractère propre *hyperboulie* du délire des paralytiques engendrera facilement, on le conçoit, des idées de toute puissance et une sorte de théomanie. Les paralytiques Dieu ou fils de Dieu ne sont pas rares. La genèse de ces idées s'explique autant par l'hyperboulie que par l'affaiblissement intellectuel.

« Beaucoup de déments, non moins affaiblis que les paralytiques, sont loin d'atteindre le même degré d'absurdité, et, ce degré d'absurdité se manifeste chez certains paralytiques à une époque où l'affaiblissement des facultés est peu considérable, de même d'ailleurs que chez certains circulaires qu'on ne peut soupçonner de démence (1). »

La ressemblance de ces conceptions ambitieuses de couleur plus ou moins mystique, avec les conceptions analogues des maniaques simples, est ici une cause d'erreur que l'examen somatique permet d'éviter.

Dans les cas ordinaires et de méningo-encéphalite sans excitation maniaque, avec simple exubérance, les malades offrent toujours de ces constrates typiques dans leurs divers

(1) Cotard. *Loc. cit.*, p. 371.

titres. Tel ce malade qui était à la fois *Dieu puissant* et concierge du Trocadéro (1).

On le voit, tous les états exubérants ont entre eux un trait commun qui est la prédominance de l'éréthisme moteur avec idée de toute puissance incohérente et non coordonnée.

Dans la paralysie générale à forme dépressive mélancolique ou hypochondriaque les délirants peuvent revêtir plus ou moins la forme religieuse, quelquefois même on observe des idées de possession. Ces malades ont d'ailleurs une vaso-constriction inverse des précédents (Klippel).

Démences toxiques. — La teinte religieuse du délire dans les intoxications, comme dans l'alcoolisme, tient sans doute moins à la nature de l'agent toxique qu'au terrain sur lequel celui-ci vient tomber, c'est le cerveau de l'intoxiqué qui joue le rôle prépondérant dans cette genèse. Cependant certaines solanées vireuses semblent avoir une action spéciale à ce point de vue.

« La démonolatrie, dit Michea (2), paraît avoir été jadis provoquée artificiellement. La belladone, la jusquiame, le datura stramonium, la mandragore. qu'on appelait autrefois herbes du diable, étaient fréquemment employées, tantôt en breuvages, tantôt en onctions, tantôt en fumigations, dans les pratiques de la magie noire, pour exalter l'imagi-

(1) Dupain. *Loc. cit.*, Obs. LXV.

(2) Michea. *Nouveau Dictionnaire de médecine et de chirurgie pratiques*, Article *Démonomanie*, t. XI, p. 126.

nation et illusionner les sens. Or, chez des gens sains d'esprit, mais superstitieux, qui allaient consulter les magiciens et leur demander ce qu'il fallait faire pour entrer en communication directe avec Satan, ces solanées vireuses produisaient souvent, en effet, soit un délire passager, rempli d'hallucinations roulant sur le monde des êtres infernaux, soit un sommeil comateux au sortir duquel ces sujets affirmaient, envers et contre tous, et au péril de leur vie, avoir assisté aux assemblées du sabbat. »

Peut-être les solanées vireuses produisent-elles le délire religieux parce qu'elles portent plus particulièrement leur action sur les zones visuelles et psycho-motrices dont l'entrée en jeu est éminemment favorable à la genèse de ce délire.

Alcoolisme. — Les idées délirantes de nature religieuse ne sont pas très fréquentes dans l'alcoolisme. Cependant M. Lentz (1) décrit une manie ambitieuse alcoolique à laquelle il attribue les caractères suivants : « Les hallucinations visuelles ne font presque jamais défaut et elles offrent pour ainsi dire, constamment, avec le cachet ambitieux un caractère religieux bien accentué. Presque toujours, et c'est là un caractère curieux qui ne manque pas de frapper par sa constance, ce sont des êtres de nature divine qui

(1) Lentz. De l'alcoolisme et de ses diverses manifestations considérees au point de vue physiologique, pathologique, clinique et médico-légal. Bruxelles, 1884, p. 495.

apparaissent, au milieu d'une auréole de lumière et de blancheur, au malade ébloui et transporté. D'ordinaire, c'est Dieu lui-même, sous la forme d'un vénérable vieillard, à barbe blanche, recouvert d'un manteau blanc ou porté sur un nuage d'une blancheur éblouissante, d'autre fois, c'est la Vierge resplendissante de lumière ; d'autre fois encore, ce sont des anges, des saints. Il est à noter que plus d'une fois nous n'avons pu constater le phénomène qu'après la guérison du malade, parce que, dans le moment même, il avait été tellement frappé de son apparition qu'il ne l'aurait pas divulguée. »

Les faits de ce genre, si nous nous en rapportons à notre expérience sont tout à fait exceptionnels ; du reste d'une façon générale, dans l'alcoolisme le délire est habituellement triste, très rarement gai ; essentiellement hallucinatoire il emprunte aux troubles des sens leur caractère pénible effrayant et même terrifiant. Aussi, n'est-il pas rare de voir des alcooliques qui se croient poursuivis par le diable, des démons, les animaux de l'apocalypse. C'est surtout chez les débiles de l'intelligence que le délire prend ce caractère. Nous avons observé un homme atteint de débilité mentale qui a eu plusieurs accès d'alcoolisme subaigu, à chaque accès c'était toujours le diable qui était son persécuteur, il le voyait avec ses cornes et sa queue, il sentait même les flammes de l'enfer. La forme que prend le délire paraît commandée par la nature du terrain sur lequel il se développe.

C'est bien le cas de rappeler ici les lignes suivantes de Lasègue (1).

« Tout homme qui s'alcoolise n'est pas le premier venu, il apporte un élément personnel, chacun est quelque chose de différent de son voisin, et la même quantité d'alcool produira sur tel sujet des résultats différents tout à fait de ceux produits sur tel autre. L'un aura le vin triste ou gai, l'autre se plaindra de céphalalgies, de nausées etc. L'individu modifie donc dans le cas actuel la substance toxique au moins tout autant que la substance toxique le modifie. »

Les occupations journalières du malade et les préoccupations dominantes du moment jouent aussi un rôle considérable dans le délire alcoolique (2).

Quand les hallucinations sont de nature religieuse, elles conservent toujours les caractères qu'elles ont presque constamment dans l'alcoolisme ; elles sont *mobiles*, *changeantes*, *multiples*, apparaissent et disparaissent, se modifient d'un instant à l'autre ; elles sont en cela bien différentes des apparitions du véritable délire religieux qui sont au contraire *fixes* et le plus souvent *uniques*.

M. Vallon a publié une observation d'alcoolisme avec délire religieux et hallucinations psychomotrices éphémères. En voici un résumé :

Au début de son accès, V... croyait avoir deux personnes

(1) Lasègue. Les manifestations cérébrales de l'alcoolisme In *Etudes médicales*, p. 228.

(2) Voy. Magnan. *De l'Alcoolisme*, p. 38.

dans le ventre, à gauche une femme, la Sainte Vierge, à droite un homme, Dieu le Père. La Sainte Vierge prononçait ces mots : « Ne fais rien, ne dis rien » ; Dieu le Père répondait : « Si je le dirai, cocu, cocu par un curé ». Les voix étaient très nettes, au dire du malade, et sortaient par sa bouche « censé comme une personne ventriloque ». Toute la journée Dieu le Père et la Sainte Vierge continuèrent à répéter chacun leur même phrase. jamais d'autres ; mais le lendemain ils avaient disparu. A son arrivée à Villejuif, V... est en proie à une vive agitation et à des troubles sensoriels intenses, il entend le téléphone lui dire qu'il est le Christ, l'héritier de son Père ; il se frotte le corps disant que l'électricité le brûle. Deux jours plus tard, l'agitation s'est un peu calmée, V... nous raconte « qu'il est saint Joseph, que le Christ est maintenant remplacé par un enfant de Paris. Il connaît les trois personnes de la Sainte Trinité, il y en a une aux chemins de fer de l'Ouest, une à Sainte-Anne et l'autre à Villejuif ».

Pourquoi dans ce cas le délire alcoolique a-t-il pris la teinte religieuse ? Je ne sais. Le fait ne peut pas s'expliquer par l'infériorité intellectuelle du sujet, car V... a une intelligence plutôt supérieure à celle des gens de sa condition ; il ne paraît pas non plus tenir aux habitudes antérieures du malade. V... n'est pas religieux, il ne pratique pas. Un fait à remarquer, c'est que les hallucinations psychomotrices, rares dans l'alcoolisme, se sont précisément montrées dans un cas où le délire a pris une teinte mystique. A noter aussi l'absence de toute hallucination de la vue, fait exceptionnel dans l'alcoolisme.

D.., est un homme de 39 ans sans antécédents héréditaires ou personnels exerçant la profession de boulanger. A la suite de contrariétés il a bu deux litres d'eau-de-vie en l'espace de trois jours, puis il a quitté Chateaudun pour venir à pied à Paris, c'était à la fin de septembre et il faisait un chaud soleil. En route il a commencé à entendre une voix au-dessus de sa tête; c'était, croyait-il, la voix de Dieu; elle lui disait de mourir pour lui, qu'au ciel il serait l'ange Gabriel, elle lui répétait « je suis le maître de tous les maîtres dans le ciel et sur la terre. » C'était une voix basse, assez confuse, paraissant venir de loin. En même temps il entendait les anges qui chantaient les louanges du Seigneur. Quand il est arrivé aux portes de Paris, la voix de Jésus-Christ lui a dit de ne pas entrer, de rebrousser chemin. Il a hésité et il est entré tout de même, puis exténué de fatigue, il s'est rendu à un poste de police déclarer qu'il était poursuivi par la voix de Jésus-Christ. Il entendait des deux oreilles, principalement de la gauche, mais il ne voyait ni Dieu ni les anges.

Pendant les six jours qu'il a passés à la Préfecture et à St-Anne avant d'arriver à Villejuif, il voyait, la nuit surtout, des gens armés de couteau qui venaient pour lui faire du mal, ils avaient l'air de grands portefaix avec des casquettes sur les yeux, ils ne parlaient pas du tout.

Les hallucinations de caractère religieux étaient donc exclusivement des hallucinations de l'ouïe, tandis que les hallucinations visuelles, les plus habituelles dans l'alcoolisme n'avaient pas ce caractère mystique.

A quelle cause attribuer la teinte religieuse de ce délire alcoolique ? D..., qui est alcoolique n'a jamais été pieux, il ne pratiquait pas il n'avait aucunes préoccupations religieuses. Lui-même une fois guéri s'est montré étonné du caractère de son délire : « C'est sans doute, a-t-il dit, des idées de l'enfance qui me sont revenues. »

Parmi les toxiques en usage dans des pays autres, citons l'éthéromanie d'Islande et la fréquence dans ce même pays des psychoses religieuses dépressives comme en d'autres pays catholiques.

Le cachet mystique se peut donc observer également dans le délire toxique de l'éther.

Il en est de même pour les folies toxiques d'Orient, consécutivement à l'absorption de l'opium et du hachich.

J'ai pu observer les folies hachichiques des Arabes d'Egypte, le caractère mystique exhubérant des délires y est très net comme pour les psychoses systématisées de ces mêmes races et régions.

L'amok des Hindous et des Malais est un automatisme ambulatoire inconscient combiné à l'impulsion homicide constante que les malades comme leur entourage attribuent à une action surnaturelle. Elle résulte de l'empoisonnement par l'opium et le hachich combinés.

CHAPITRE XII

Les psychoses mystiques de toutes catégories présentent comme caractéristique commune une tendance maximum aux réactions antisociales (mutilations, suicides, homicides, etc.). En rétrocédant à une mentalité inférieure les délirants reviennent à des réactions impulsives rappelant celles des primitifs étrangers aux freins sociaux.

Les réactions les plus fréquentes des mystiques sont de deux ordres. Les unes divergeantes en quelque sorte, visant leurs semblables, les autres convergeantes, les atteignant eux-mêmes. Malheur aux simples mortels, si les visionnaires s'avisent de croire qu'ils sont destinés à laver dans le sang la tache originelle du pêché, car on en a vu plusieurs tuer avec joie pour opérer disaient-ils, la plus glorieuse des résurrections (1).

Un missionnaire, dit Pinel, par ses fougueuses déclamations, et l'image effrayante des tourments de l'autre vie, ébranle si fortement l'imagination d'un vigneron crédule, que ce dernier croit être condamné aux brasiers éternels, et

(1) Calmeil, p. 81

qu'il ne peut empêcher sa famille de subir le même sort que par ce que l'on appelle le baptême du sang ou le martyre. Il essaie d'abord de commettre un meurtre sur sa femme, qui ne parvient qu'avec la plus grande peine à s'échapper de ses mains. Bientôt après, son bras forcené se porte sur deux enfants en bas âge et il a la barbarie de les immoler de sang-froid pour leur procurer la vie éternelle. Il est cité devant les tribunaux, et, pendant l'instruction de son procès, il égorge encore un criminel qui était avec lui dans le cachot, toujours dans la vue de faire un sacrifice expiatoire.

Son aliénation étant constatée. on le condamne à être renfermé pour le reste de sa vie, dans les loges de Bicêtre. L'isolement d'une longue détention, toujours propre à exalter l'imagination, l'idée d'avoir échappé à la mort, malgré l'arrêt qu'il suppose avoir été prononcé par les juges, aggravent son délire et lui font dès lors penser qu'il est revêtu de la toute-puissance, ou, suivant ses expressions, qu'il est la quatrième personne de la Trinité ; que sa mission spéciale est de sauver le monde par le baptême du sang et que tous les potentats réunis de la terre ne sauraient attenter à sa vie.

Plus de dix ans s'étaient passés dans une étroite reclusion et les apparences soutenues d'un état calme et tranquille déterminèrent à lui accorder la liberté des entrées dans les cours de l'hôpital.

Quatre nouvelles années d'épreuves semblaient rassurer lorsqu'on vit tout à coup se reproduire ses idées sanguinaires comme un objet de culte et une veille de Noël, il forme le projet atroce de faire un sacrifice expiatoire, de tout ce qui lui tomberait sous la main.

Il se procure un tranchet de cordonnier, saisit le moment de la ronde du gardien lui porte par derrière un coup qui heureusement glisse sur les côtes, coupe la gorge à deux aliénés qui étaient à ses côtés et il aurait poursuivi le cours de ses homicides, si on ne fût promptement venu s'en rendre maître et arrêter les suites funestes de sa rage effrénée (1).

Un malade que nous avons pu observer, au cours d'une bouffée délirante polynorphe avec idée d'inspiration divine d'emblée et d'obsession démoniaque a déliré à la suite de tentative de prosélytisme tendant à lui faire embrasser la religion protestante. Lorsqu'il a été interné il se mettait en devoir de trancher la tête à sa maîtresse qui cependant délirait avec lui, mais ne se convertissait pas assez vite.

Ces malades se complaisent aux lectures de l'ancien testament ; leur imagination est surtout frappée par les passages tragiques et le récit des homicides religieux tels que le meurtre de Jephté ou le sacrifice d'Abraham.

C'est ce dernier que renouvelaient fréquemment les Anabaptistes illuminés si l'on en croit Catrou cité par Calmeil (2).

(1) F. Voisin. *Causes des maladies mentales*, 41.
(2) *Histoire des Anabaptistes*, t. II, p. 551, 1706.

« Deux frères, à la suite de prédications fanatiques, sont pris de *théomanie*. L'un des deux explique à l'autre qu'il a entendu la voix de Dieu et qu'il a reçu l'ordre de renouveler sur lui, le sacrifice d'Abraham, et, du tranchant de son épée il coupe la tête de son frère, la fait rouler aux pieds de ses parents et de ses amis épouvantés. Le meurtrier sort aussitôt dans la rue, portant encore à sa main l'épée fumante du sang de son frère ; puis, d'une voix effrayante : « La volonté du père céleste est accomplie ! s'écrie-t-il. »

Il est d'autres mystiques non plus plongés dans les textes sacrés et occupés à revivre les temps bibliques, mais au contraire activement mêlés aux agitations politiques de leur époque. Ce qui domine chez eux au point de vue mental c'est toujours le mysticisme, mais non pas seulement en tant qu'exagération des sentiments religieux, mais comme tendance pour ainsi dire instinctive à s'exalter des choses de la religion ou de la politique, à en nourrir un esprit déjà malade pour aboutir en fin de compte à des conceptions et à des déterminations véritablement pathologiques. C'est cet état mental que produit les régicides vrais, les sauveurs de république par l'assassinat, ou encore les bienfaiteurs de l'humanité par la dynamite.

M. Régis dit de ces malades, que leur tempérament mystique leur fait épouser avec ardeur la querelle politique ou religieuse que l'occasion fait surgir.

Alors ils s'exaltent et ils en arrivent par une initiation

plus ou moins longue à transformer des idées de parti en idées véritablement délirantes.

C'est pourquoi le délire des régicides est un délire essentiellement mystique, soit religieux, soit à la fois religieux et politique, soit enfin mais dans des cas plus rares, exclusivement politique suivant leur caractère et le milieu ambiant.

Dans sa forme habituelle, ce délire se traduit par la croyance à une mission à remplir, mission inspirée de Dieu, le plus souvent, et devant être couronnée par le martyre (1).

Ravaillac avait été longtemps obsédé par un esprit qui l'assaillait et tourmentait de nuit, puis il eut des visions et des voix intérieures (Mathieu. *Mort de Henri IV*).

Une nuit, S. Clément étant dans son lit, Dieu lui envoya son ange en vision, lequel, avec une grande lumière, se présenta à lui et lui montra un glaive nu (Palma Cayet).

Le complément, en effet, de l'obsession homicide, fréquente chez ces mystiques, est l'idée d'un martyre glorieux consécutif consistant dans le châtiment humain de leur crime, châtiment qui doit hâter leur transfiguration dans l'autre monde.

C'est une sorte de suicide indirect caractéristique du délire mystique ; aux époques de propagande religieuse, les martyrs vont au-devant des bourreaux ; Ptolémé Philadelphe dut défendre l'enseignement de l'immortalité de

(1) *Les Régicides*, p. 32, et *Les Anarchistes de Lombroso*, trad. Marie Hamel.

l'âme dans ses Etat, dans la crainte de les voir se dépeupler. Encore, de nos jours, les cérémonies religieuses de la Mecque et de Jagernauth sont marquées par l'écrasement volontaire de nombreux fanatiques sous les pieds des chevaux et les roues des chars sacrés.

L'espoir d'une vie meilleure peut pousser au suicide, à plus forte raison lorsque celui qui y a recours se croit l'émanation directe de la divinité méconnue sur cette terre. Pour s'identifier plus complètement avec le Christ, qu'ils croient être, des illuminés pratiquent sur eux-mêmes des mutilations et des tortures rappelant de plus ou de moins près les douleurs de la Passion de Jésus.

L'exemple classique de ce genre de réaction, souvent renouvelé depuis, est le cas classique de Mathieu Lorat, rapporté par Marc (1) :

« Mathieu Lorat, cordonnier à Venise, dominé par des idées mystiques, se coupa les parties génitales et les jeta par la croisée. Il avait préparé d'avance tout ce qu'il lui fallait pour panser sa plaie et n'éprouva aucun autre accident fâcheux. Quelque temps après, il se persuada que Dieu lui ordonnait de mourir sur la croix ; il réfléchit pendant deux ans sur les moyens d'exécuter son projet et s'occupa de préparer les instruments de son sacrifice. Enfin, le jour est arrivé : Lorat se couronne d'épines, dont trois ou quatre pénètrent dans la peau du front ; un mouchoir blanc

(1) *Bibliothèque Médicale*. 76, 1811.

blanc serré autour des flancs et des cuisses couvre les parties mutilées, le reste du corps est nu : il s'assied sur le milieu de la croix qu'il a faite et ajuste ses pieds sur un tasseau fixé à la branche inférieure de la croix, le pied droit reposant sur le pied gauche : il les traverse l'un et l'autre d'un clou de cinq pouces de longueur, qu'il fait pénétrer, à grands coups de marteau, jusqu'à une grande profondeur dans le bois ; il traverse successivement ses deux mains avec des clous longs et acérés, en frappant la tête des clous sur le sol de sa chambre ; élève ses mains ainsi percées et les porte contre les trous qu'il a pratiqués d'avance. à l'extrémité des deux bras de la croix et y fait pénétrer les clous, afin de percer ses mains. Avant de clouer la main gauche, il s'en sert pour se faire, avec un tranchet, une large plaie au côté gauche de la poitrine. Cela fait, à l'aide de cordages préparés et de légers mouvements du corps, il fait trébucher la croix, qui tombe en dehors de la croisée et Lorat reste suspendu à la façade de la maison. Le lendemain, on l'y trouva encore ; la main droite seule était détachée de la croix et pendait le long du corps. On détacha ce malheureux, on le transporta aussitôt à la clinique impériale.

« Aucune plaie n'était mortelle : Lorat guérit de ses blessures, mais non de son délire.

« On remarqua que pendant l'exaspération de son délire il ne se plaignait pas, tandis qu'il souffrait horriblement pendant les intervalles lucides. Il fut transféré à l'hospice des insensés ; il s'y épuisa par des jeûnes et mourut phtysique le 8 avril 1806. »

Le dernier exemple de crucifié volontaire offre, avec le précédent, la plus complète analogie ; il a été signalé à Kœnigsberg, le 5 avril 1898.

Un prêtre irlandais que nous avons observé était atteint de délire mélancolique à teinte mystique ; il se livrait publiquement à l'onanisme, puis se lamentait et cherchait opiniâtrement à se mutiler. C'est ainsi qu'il s'est en partie arraché les testicules. A l'entrée il opposait un refus d'alimentation absolu, puis il a tenté par deux fois de se précipiter du haut d'un escalier. Maintenu au lit, camisolé et surveillé, il s'est entaillé profondément la langue avec les dents ; il a ainsi rongé ses propres lèvres et entamé les commissures ; enfin, il a délacéré de la même façon les draps à la portée de sa bouche, pour en avaler les lambeaux et s'étouffer. Bâillonné, il est mort d'une perforation intestinale due à des corps étrangers antérieurement ingurgités.

Cette énergie sauvage apportée à l'accomplissement du suicide par les mystiques est encore plus stupéfiante lorsqu'elle affecte la forme collective et épidémique ; on a observé, aux XVIIe, XVIIIe et XIXe siècles, des suicides en masse parmi les fanatiques orthodoxes russes (Incinérés volontaires dans le Raskol russe, Sapojnikow, Moscou, 91), et tout récemment encore, une épidémie de suicides religieux par l'emmurement et l'ensevelissement vifs a sévi près de Tchernigow. La relation, due au docteur Sikorski, nous montre là les prophéties habituelles et la présence d'une délirante active attachée à son œuvre de lugubre prosélytisme, qu'elle clôt de son propre suicide avec les derniers meneurs.

On le voit, ces réactions des mystiques sont caractérisées par une tenacité en quelque sorte surhumaine, pour emprunter une expression à leur délire même. Les précautions actuelles les plus minutieuses, comme le long espace de temps écoulé, n'en viennent trop souvent pas à bout.

Quand on a affaire au lieu de délirants systématiques à des mélancoliques religieux simples, les réactions n'en sont pas moins dangereuses ils tuent encore au cours de raptus où ils se croient les instruments du démon, ou bien pour être à leur tour exécutés ensuite, châtiment désiré mais mérité à leurs yeux, mais qu'ils ne se sentent pas le courage de s'infliger eux-mêmes.

Les mutilations, la castration surtout sont également fréquentes (cette dernière peut s'opérer en masse comme cela se fait chez les Skoptsi russes). On connaît la tentative de Mme de Bielfeld qui cherchait à s'ouvrir le ventre se croyant enceinte du diable.

Dans d'autres cas (démences, paralysies générales, etc.), la mort est la conséquence accidentelle d'une hallucination comme pour ce malade d'Esquirol (t. I, p. 542) à qui une voix céleste a dit : « mon fils viens t'asseoir à côté de moi », aussitôt il saute par la fenêtre et se tue. Un autre croit entendre les harmonies célestes et voit un char lumineux qui vient le prendre pour le porter au ciel, il ouvre sa croisée pour entrer dans le char et se précipite.

Ces quelques exemples suffisent à montrer que les fous religieux sont entre tous les aliénés, les plus constamment dangereux pour eux-mêmes et pour leurs semblables.

Les mutilations, le suicide et l'homicide sont en quelque sorte des réactions banales chez eux, il s'ensuit la nécessité absolue d'un internement précoce.

A l'asile, ils seront l'objet d'une surveillance incessante tant au point de vue des attentats sur les autres malades et le personnel qu'au point de vue des réactions vis-à-vis d'eux-mêmes ; il est des cas où les moyens mécaniques de contention sont nécessaires outre la surveillance attentive et continue du personnel.

Au point de vue des sorties on doit se souvenir du malade de Pinel, dont vingt années de calme n'avaient pas atténué les tendances homicides. Au point de vue social, l'internement n'est pas moins indiqué pour éviter la contagion, le délire religieux étant le type du délire communiqué le plus fréquent. Ce sera le moyen thérapeutique infaillible de guérison pour les débiles ou hystériques contagionnés ; le diagnostic du délirant actif principal sera des plus importants. A son égard, le pronostic est en effet tout différent, la chronicité ordinaire de sa psychose écarte le plus souvent l'hypothèse d'une guérison prochaine et d'une sortie qui pourrait faire renaître l'épidémie première.

Il faut maintenant répondre à une objection qui surgit nécessairement à l'esprit celle qui consisterait à nous reprocher de confondre avec l'aliénation mentale toute croyance théologique. Ce serait là non seulement une erreur, mais une insulte gratuite à une foule de gens raisonnables. On peut répondre avec Semerié, que l'état vraiment initial de toute intelligence, est le fétichisme, c'est-à-dire la doctrine qui considère les corps extérieurs comme voulant et exécutant eux-mêmes les phénomènes dont ils sont le siège; c'est, en un mot, la matière supposée intelligente. Avec une pareille conception, toute prévision et, par suite, toute science est impossible, car l'une et l'autre sont incompatibles avec l'arbitraire.

« L'avènement du théologisme proprement dit constitue, dans la mentalité humaine, une de ces révolutions immenses dont nous pouvons à peine, à la distance où nous en sommes aujourd'hui, calculer la portée. La matière, de vivante qu'on la croyait, devient inerte et dirigée par des dieux placés en dehors d'elle. Il faut faire remonter jusqu'à cette époque la première manifestation sociale de l'esprit positif surgi partout des besoins pratiques. L'étude des événements prévaut sur l'observation des êtres, et la notion positive de loi, à peine ébauchée par le fétichisme, tend de plus en plus à se substituer à la recherche des causes (Semerié). »

Le polythéisme et plus tard le monothéisme se développèrent par des motifs plus sociaux encore qu'intellectuels, l'esprit positif continuait au-dessous d'eux son travail patient et continue. Borné d'abord à quelques notions numériques, il abordait plus tard la géométrie, puis l'astronomie, etc., de manière à manifester bientôt aux esprits supérieurs son aptitude et sa tendance à tout envahir.

« *Le monothéisme d'Aristote*, effacé d'abord par celui de saint Paul, domine tout le moyen âge, à partir du XIIe siècle et caractérise de la manière la plus élevée cette nouvelle disposition des cerveaux occidentaux. En combinant une volonté supérieure avec des lois immuables. il réduit le théologisme à son minimum de puissance et tente la dernière conciliation possible entre deux doctrines rivales. Le moteur suprême passe à l'état de monarque constitutionnel ; il règne et ne gouverne plus. »

Tout cerveau occidental contemporain cultivé subit à son insu ce premier héritage de l'évolution ancestrale. Tous nous croyons aux lois, même ceux qui croient en Dieu. Mais lorsque le délirant actuel supprimant la notion de loi rétrograde d'un coup à l'origine du polythéisme et attribue tous les phénoménes éprouvés à de mystérieuses volontés convergentes, il est aliéné. Le malade persécuté par les locomotives qui le poursuivent et le veulent tuer, ne pourra être méconnu comme tel, cependant sa mentalité fut celle de nos ancêtres, elle est encore celle de beaucoup de sauvages et de tout enfant à une certaine époque. Relativement au milieu social ambiant, de telles conceptions font du malade précité comme de la plupart des délirants mystiques modernes, des étrangers (alienus) à éliminer.

On pourrait se demander avec Semerié comment délireront les aliénés le jour où le mouvement social aurait complètement éliminé la théologie et la métaphysique de nos croyances et de notre éducation.

« Le délire se retrouvera toujours sous une quelconque de ces formes. Quelles que soient les modifications futures, il paraît évident que la tendance d'un cerveau malade consiste à rechercher la cause alors qu'il possède la loi, à se placer au point de vue absolu, alors qu'il était au point de vue relatif. Ces deux tendances connexes se retrouveront toujours dans les délires de quelque manière qu'ils soient formulés. »

Bien qu'à tous points de vu, l'humanité aille de la prétention à l'absolu, vers le relativisme, on ne pourra jamais s'affranchir des échelons intermédiaires, logiquement nécessaires pour l'évolution mentale humaine ; on pourra seulement élever un nombre de plus en plus grand d'esprits à la mentalité positivement supérieure. Il y aura toujours des arriérés immobilisés, aux stades anciens et incapables de s'élever plus haut. Aucun puissant cerveau, quelle que soit sa culture, ne pourra jamais être absolument à l'abri des regressions pathologiques accidentelles. Toute maladie cérébrale fait retomber aux mentalités sous-jacentes qui furent en leur temps les sommets les plus élevés atteints par l'intelligence humaine. Toutes les aberrations mystiques sont donc une fatalité nécessaire de l'esprit humain. Elles furent les tatonnements et les erreurs de l'intelligence chancelante à la recherche des premiers points d'appui qui se dérobèrent avec l'inanité reconnue des hypothèses initiales. Le cerveau mutilé de l'homme contemporain reprend ces béquilles morales comme le cerveau ancestral en usa.

On ne saurait trop se garder dit Truc, de cette manière de raisonner qui déguise à l'esprit l'incurable faiblesse de la raison, en éparpillant dans le cours de la cogitation la part de gratuité de l'affirmation jadis à la base.

L'exégèse religieuse même a tenté de s'accommoder, tant bien que mal, de cette méthode ; le saint-simonisme, l'associationnisme de l'école anglaise. le positivisme même, en offrent d'illustres exemples.

« En réalité, une idée fixe dirige les ratiocinations des apologètes de toutes les doctrines. Elle altère en eux les données qui en d'autres paraîtraient les plus saines. Ils ne peuvent s'en garantir, quelle que soit leur bonne foi. Elle devient l'armature de leur constitution intellectuelle.

« Du moment qu'ils admettent au-dessus de tout une vérité irrésistible et inexplicable, ils se soumettent à elle. Elle leur devient l'étalon à quoi ils mesurent des vérités plus prochaines.

« Ils ont beau dire : Nous l'oublions après l'avoir posée, pour y accéder de nouveau par une autre voie ; ils ne peuvent se dissimuler qu'ils cherchent un problème dont ils ont déjà la solution.

« Leur méthode est naïve. Ils écartent dans leurs raisonnements tout ce qui pourrait infirmer cette solution ; et ils admettent le reste.

« Et si on prend garde à cette effrayante souplesse de l'esprit qui fait son inanité, on devine qu'ils sauraient se servir de ce reste:

« Nous tenons à nos rêves, surtout quand nous les érigeons en lois claires et immuables dirigeant l'univers. Et voyant qu'ici-bas rien ne les sert et tout les contredit, nous regardons ailleurs pour leur assurer quand même le pouvoir.

Cela a été appelé le besoin de justice. Remarquons que nous n'avons là, abstraction faite de l'opération logique qu'un mouvement élémentaire de la sensibilité déçue et s'assurant par une revanche future, une idéale et perpétuelle satisfaction. »

N'est-ce pas là le mécanisme même, par lequel nous avons vu les délirants systématiquement tourner le dos aux hypothèses simples pour revenir à des hypothèses complexes abandonnées ; ils croient innover alors qu'ils ne font qu'exhumer d'anciens procédés caducs de raisonner ; mais ainsi ils érigent leur rêve, en réalité mégalomaniaque, revanche idéale, par des hallucinations contraires et hostiles si longtemps supportées.

Développement inconscient, spontané, puis précipité et rendu irrésistible par la systématisation, tels sont pour Truc les traits qui apparentent la foi aux autres passions comme aux délires.

Une passion peut en effet être considérée comme une idée fixe émotive. Cette idée peut être de tout ordre. Elle peut se rapporter au désir du bonheur général (fanatisme politique), comme à la glorification souhaitée d'une entité métaphysique (fanatisme religieux).

Ainsi s'échelonnent insensiblement tous les degrés qui séparent les fois anciennes des fois de demain, les mentalités normales d'hier et d'aujourd'hui, les psychopathies modernes ou médiévales des erreurs et des terreurs ancestrales, du primitif, du sauvage actuel et de l'enfant de tous les temps comme de toutes les races.

Les déformations pathologiques ou autres de la synthèse mentale obéissent donc aux mêmes lois qui président à sa formation normale dans la série et dans l'individu.

Les déviations morbides actuelles reproduisent les anomalies historiques diverses qu'a présenté l'évolution psychique commune ; se basant sur l'appui transitoire apporté à l'évolution mentale humaine par les croyances mystiques, certains en proclament la nécessité à jamais permanente. Puisque, disent-ils, les humains passent et ont passé par cette phase pour y revenir à l'occasion ou s'y attarder en cours de développement, il faut des religions toujours, parce que tous les peuples en eurent, en ont et en auront encore.

C'est comme si l'on disait que l'enfant, ayant besoin de lisières pour ses premiers pas, doit être dressé à marcher toute sa vie avec cet appui de la station verticale, bien que devenu homme. C'est la béquille morale à perpétuité, comme si le faible d'hier ne devait aspirer à être l'homme fort de demain qui jette sa béquille superflue !

Est-ce à dire qu'on puisse vivre sans foi, sans passion, sans délires ?

Comme dit Ovide, rien d'humain ne saurait nous être étranger ; tous nous avons nos instants de folie ; la maladie n'étant que l'exagération des phénomènes normaux, qui peut se vanter toujours d'éviter le déséquilibre anormal ou passionnel ? Serait-il même désirable de l'éviter toujours et ne faudrait-il pas plaindre une humanité d'un équilibre moyen, par cela même incapable des mutations indispensables à l'évolution continue.

Il faut la foi dans une idée pour en poursuivre la réalisation confirmative et le contrôle.

Mais gardons-nous d'y voir la révélation définitive. Nos hypothèses ne valent que comme synthèse de nos acquisitions et moyen d'acquérir de nouvelles connaissances. Elles se modifient fatalement comme toute addition modifie la somme primitive du quantum additionné.

BIBLIOTHÈQUE NATIONALE IMPRIMÉS

TABLE DES FIGURES

Nous avons cru devoir reproduire ici quelques-unes des représentations anciennes des rêves délirants des démonolâtres et ensorcelés d'après Guaccius (1).

Les figures I, II, III. représentent l'enlèvement au sabbat.

Les figures IV, V et VI le pacte diabolique, le sacrifice de l'enfant et l'acte d'adoration démonolatrique.

Les VII, VIII, et IX. la suite des actes d'adoration et la danse sabbatique.

Les figures X, XI et XII, l'imposition du sceau par la main de de satan, uee scène de vampirisme nécrophagique, le retour des sorcières zoanthropes.

(1) Les figures et les quatres suivantes sont dues à l'obligeance de M. le docteur Bourneville qui les a publiées avec M. S. Teinturier dans le sabbat des sorciers de la bibliothèque diabolique, Paris, 1890.

Les planches suivantes sont dues à l'obligeance de M. Doin, qui les a éditées dans le volume *Démence*, de M. le docteur Marie, Paris 1906.

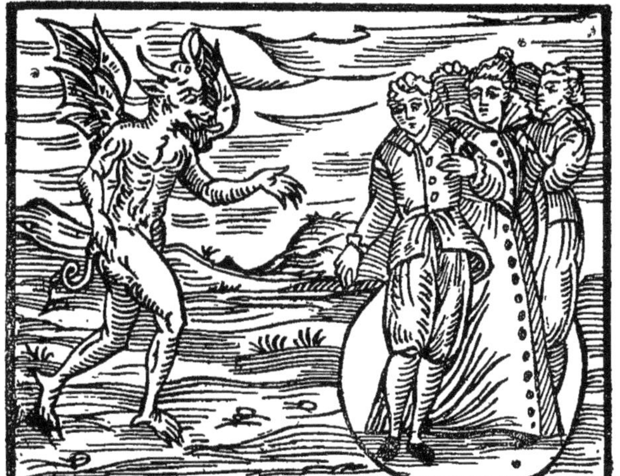

Fig. I

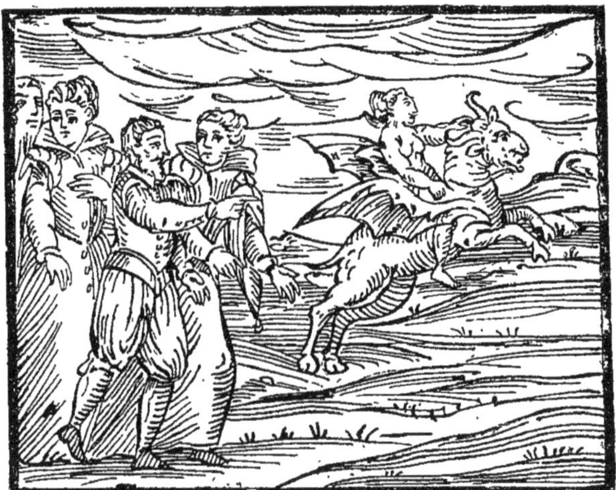

Fig. II

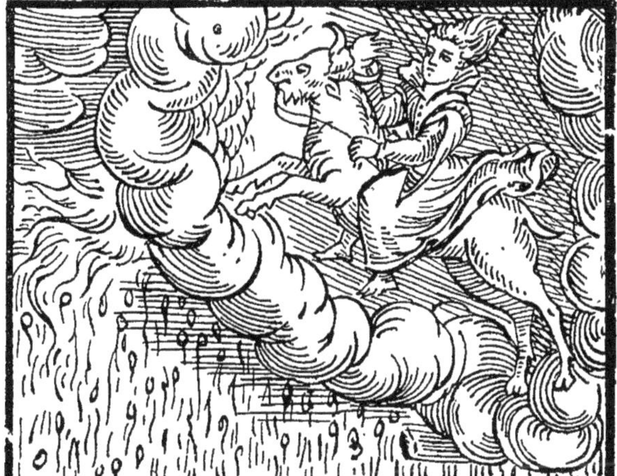

Fig. III

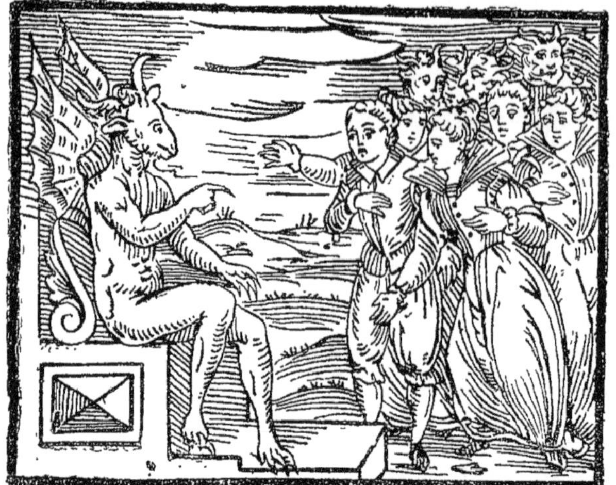

Fig. IV

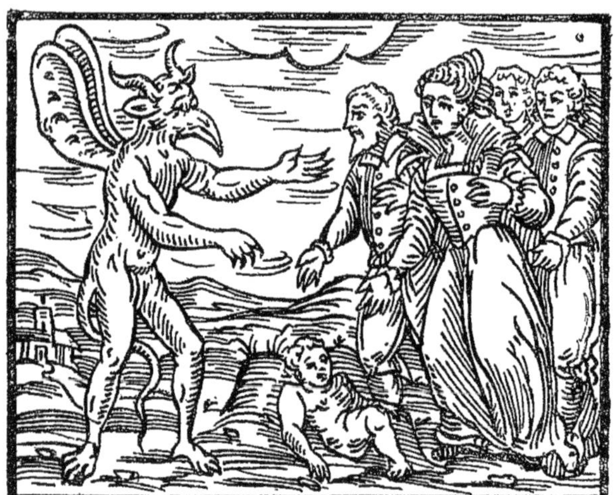

Fig. V

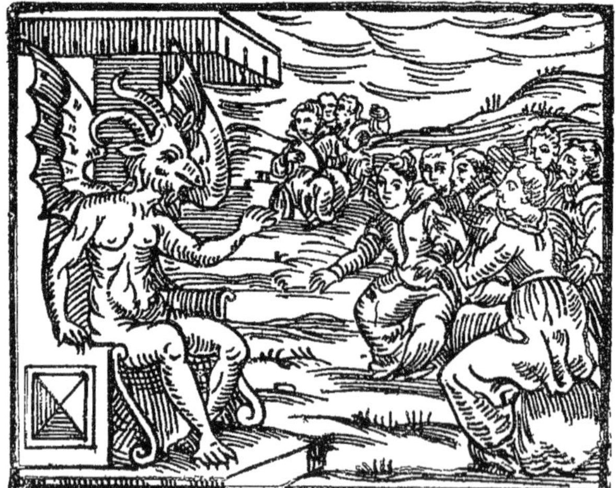

Fig. VI

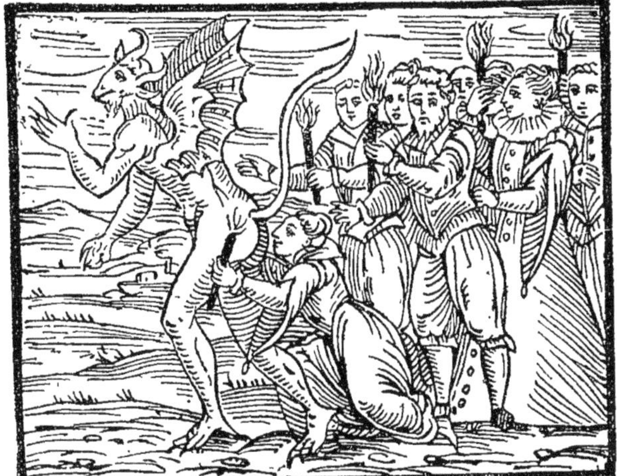

Fig. VII

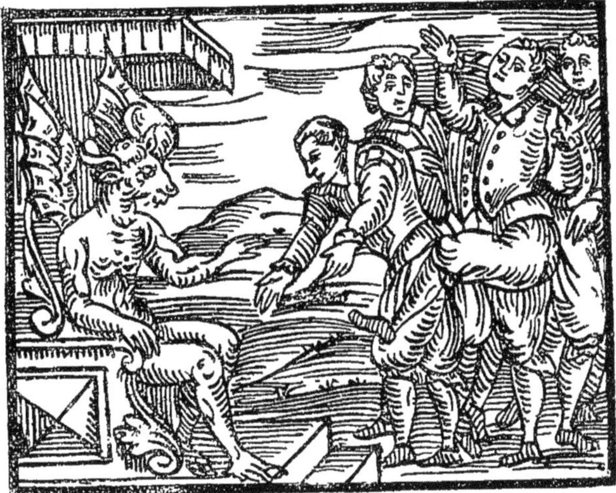

Fig. VIII

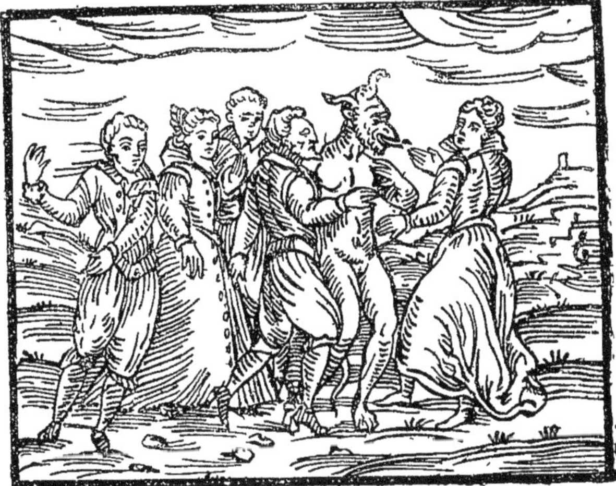

Fig. IX

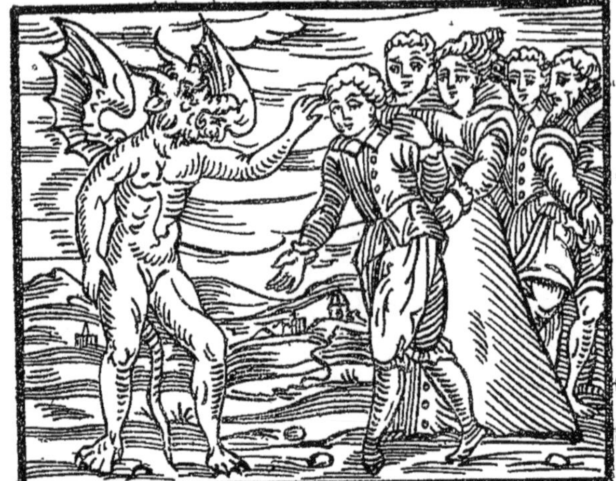

Fig. X

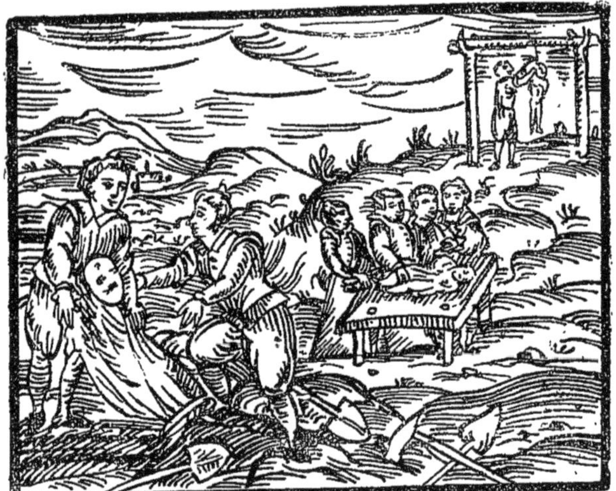

Fig. XI

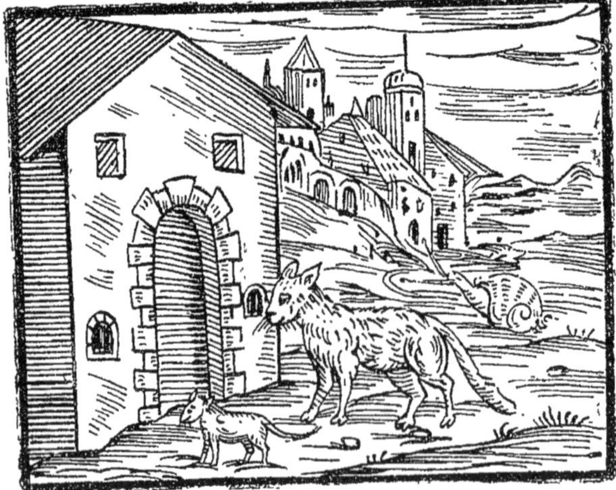

Fig. XII

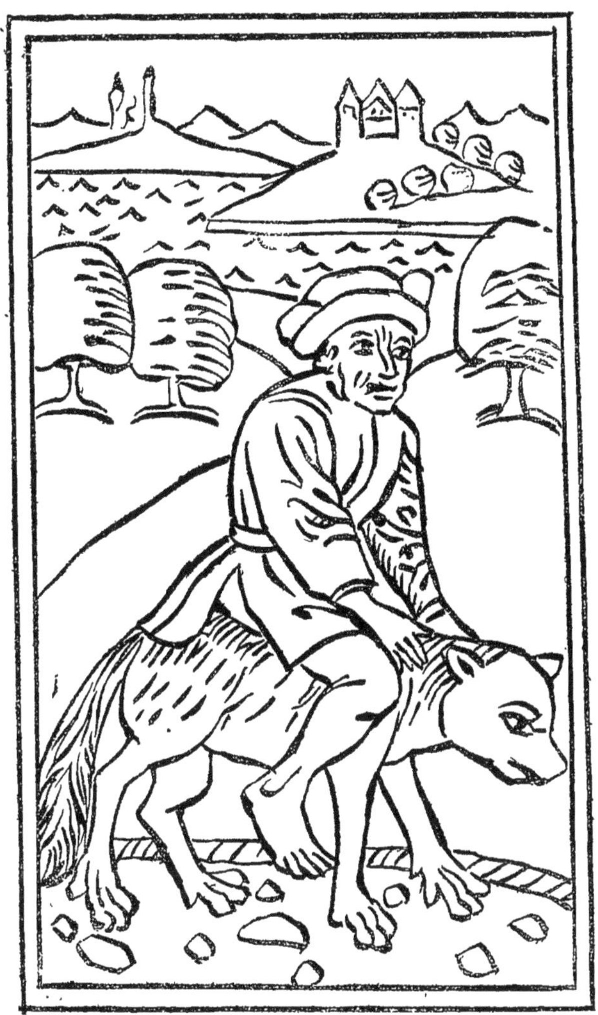

Fig. XIII. — Lycanthrope et loup garou.

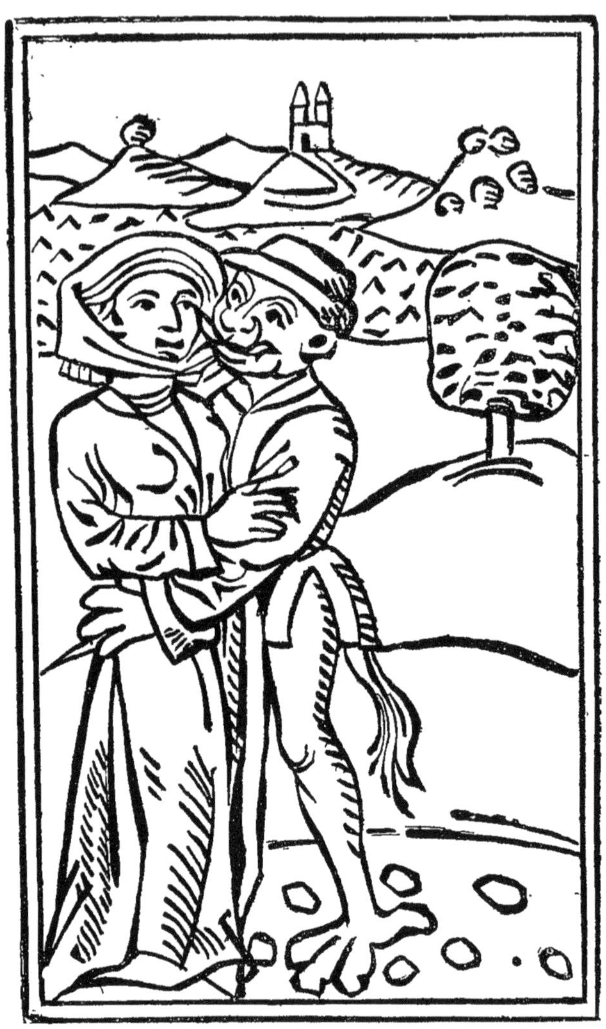

Fig. XIV. — L'obsession tentatrice démoniaque.

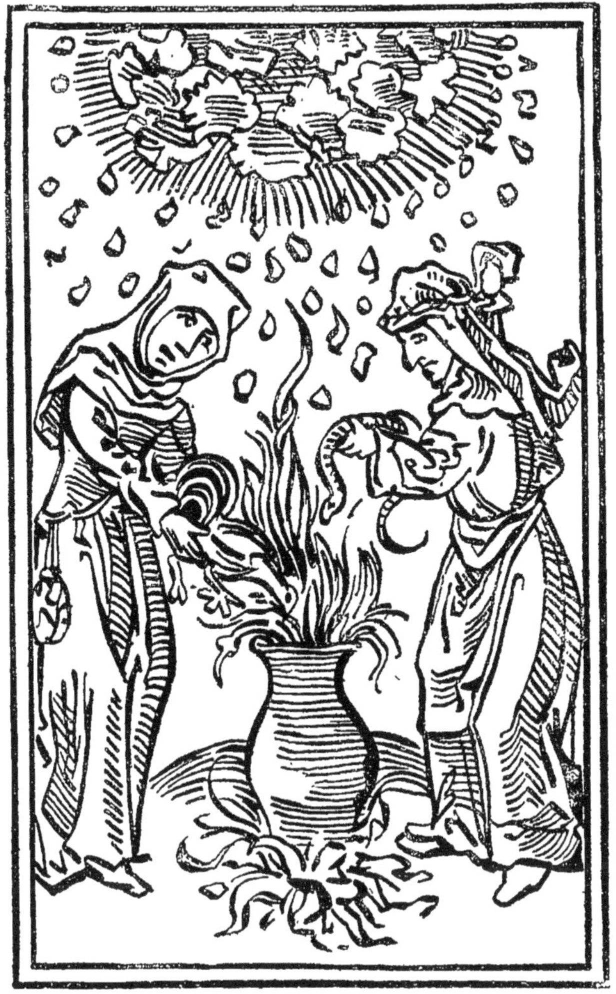

Fig. XV. — L'incantation magique des sorcières.

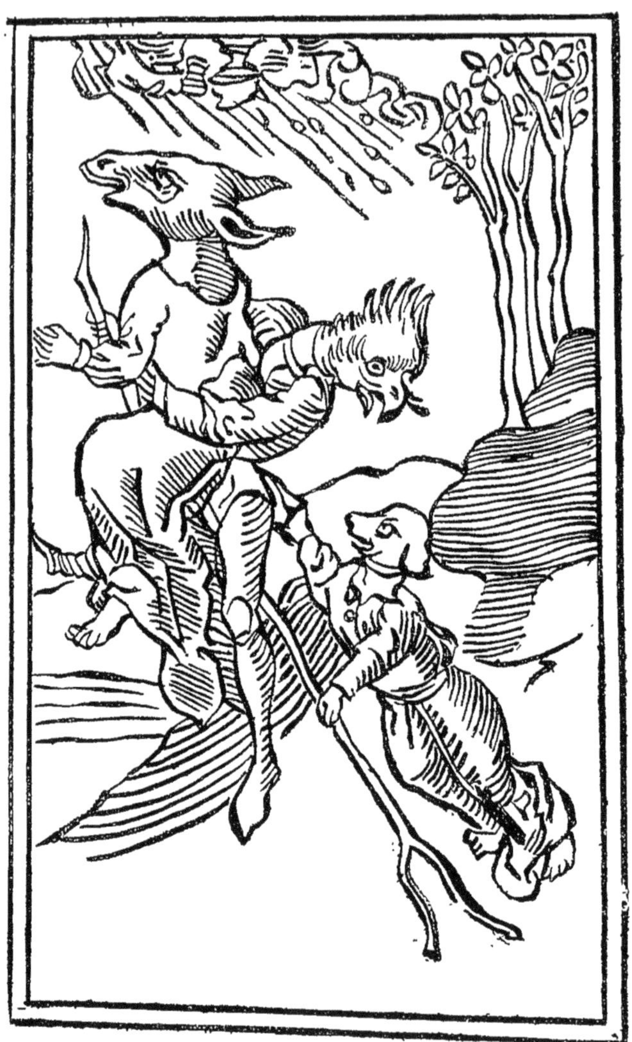

Fig. XVI. — Zoanthropes au sabbat.

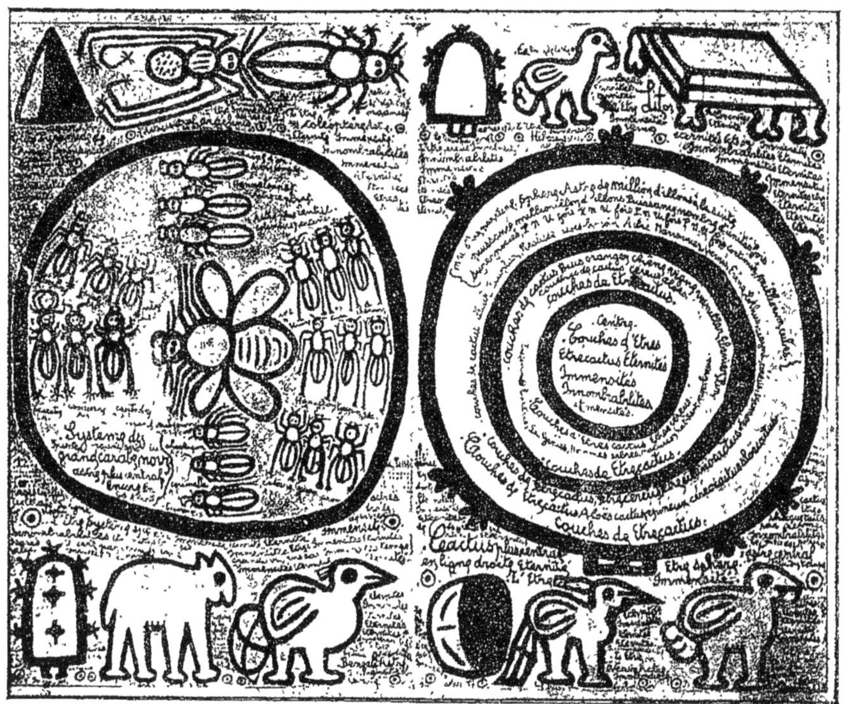

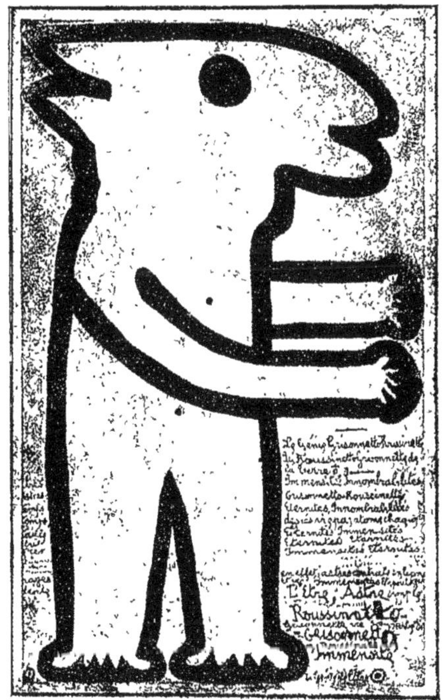

Fig. XVII. — Plan du monde et divinité zoocéphale par un dément précoce mystique (1).

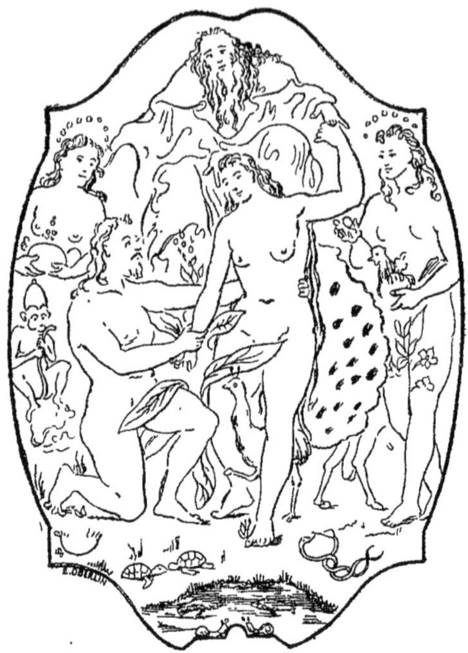

Fig. XVIII. — Auto-apothéose symbolique d'une théomane visionnaire.

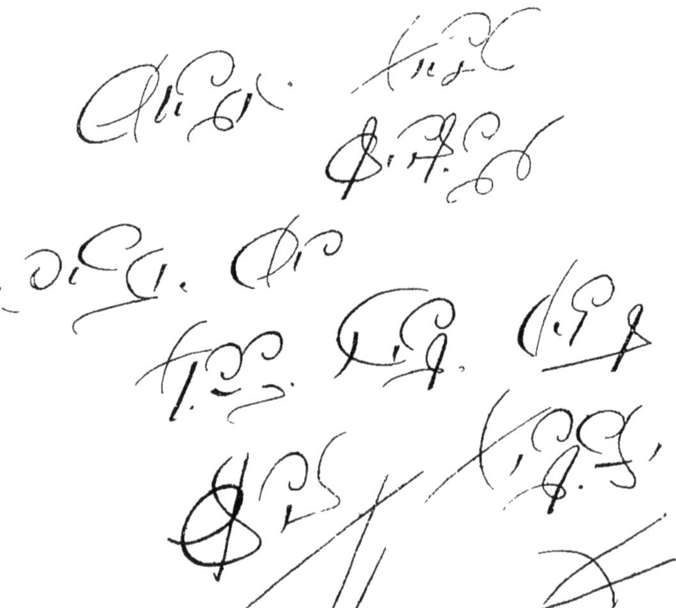

Fig. XIX. — Formule d'incantation conjuratrice magique d'une persécutée mystique.

TABLE DES MATIÈRES

PREMIÈRE PARTIE

Généralités sur l'origine des conceptions religieuses et mystiques.

CHAPITRE PREMIER

DÉFINITION. CLASSIFICATIONS.

CHAPITRE II

MYSTICISMES ET RELIGIONS.

CHAPITRE III

CLASSEMENT DES CONCEPTIONS RELIGIEUSES ET MYSTIQUES.

CHAPITRE IV

ÉVOLUTION DU NATURISME A L'ANIMISME.

CHAPITRE V

ANIMISME ZOANTHROPIQUE ET ANTHROPOLATRIQUE.

CHAPITRE VI

DU MAGISNE AU MONOTHÉISME.

DEUXIÈME PARTIE

Généralités sur les psychoses mystiques et religieuses.

CHAPITRE VII

DÉFINITION, CLASSIFICATIONS, ÉTIOLOGIE.

CHAPITRE VIII

MYSTICISME ET DÉGÉNÉRESCENCE.

CHAPITRE IX

DÉLIRES RELIGIEUX DÉPRESSIFS

CHAPITRE X

PSYCHOSES RELIGIEUSES PROGRESSIVES ÉVOLUANT VERS LA THÉOMANIE.

CHAPITRE XI

DÉMENCES A FORMES MYSTIQUES

CHAPITRE XII

TABLE DES AUTEURS CITÉS

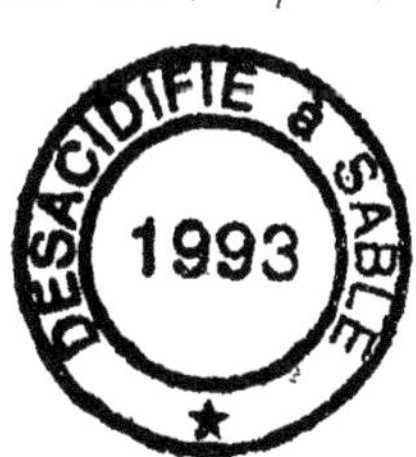
DESACIDIFIE à SABLE
1993

IMPRIMERIE F. DEVERDUN, BUZANÇAIS (INDRE)

www.ingramcontent.com/pod-product-compliance
Ingram Content Group UK Ltd.
Pitfield, Milton Keynes, MK11 3LW, UK
UKHW012009240726
13965UKWH00001B/252